介護口腔ケア推進士試験

公式テキスト

改訂2版

厚生労働省認可法人 財団法人職業技能振興会〔監修〕

日本能率協会マネジメントセンター

はじめに

平成27年度の内閣府発表の高齢社会白書によれば、総人口に対して65歳以上の高齢者人口は26％にも達し、人口にしておおよそ3300万人となります。国は持続可能な社会保障システムの構築を目的とした、「地域包括ケアシステム」を推進しております。2025年（平成37年）を目途に、住まい・医療・介護・予防・生活支援を一体的に提供していこうというものです。高齢者が可能な限り住み慣れた地域で、自分らしい暮らしを人生の最期まで続けることができるよう、その地域で包括的な支援・サービスの提供体制実現を目指しています。これは、今後は居宅での高齢者支援に施策をシフトしていくことにほかなりません。そのためには訪問医療、訪問歯科、訪問看護、訪問介護などが重要な役割を果たすことになります。具合が悪くなってからかかる医療より、予防に重点が置かれていることはいうまでもありません。

高齢者の死因の上位に肺炎があります。これは「口腔ケア」を行うことで誤嚥性の肺炎のリスクを減少させることができます。また「口腔ケア」を行うことで「自分の口で食べる」ことが出来れば、毎日を快適に明るく充実した生活が送れます。

「口腔ケア」は疾病予防という側面でも重要な行為です。

平成27年度の介護保険の改定では、施設で行う「口腔ケア」に対しての加算が充実しました。介護施設の施設長にあっては、職員各位が口腔ケアの知識向上を図ることにより、誤嚥性肺炎などによる入院患者の減少が可能です。それは同時に、要介護者、ご家族ともに安心を提供することとなります。

この資格は、介護士はもちろん、医療職の方たちにも受験を推奨しています。

要介護者に対する「口腔ケア」の方法、知識の学習はこのテキストが最適であると自負しております。「口腔ケア」の正しい知識を身につけた「介護口腔ケア推進士」が、地域包括システムの担い手となって、施設や居宅の介護現場で疾病予防のリーダー的存在になって活躍されることを心より祈念申し上げます。

2016年6月

厚生労働省認可　財団法人職業技能振興会

理事長　兵頭　大輔

目次

PART 2 口腔ケアの実践

第1章 口腔ケアの意義

第2章 環境の観察法

第3章 症状に応じた口腔ケア方法

第4章 看取りと口腔ケア

第5章 専門家・専門機関との連携

介護口腔ケア推進士試験の概要

●試験概要

試験概要	「介護口腔ケア推進士」認定試験は介護士、看護師など介護現場で働くすべての職種の人たちの「介護に必要な口腔ケアの正しい知識」を評価する試験です。要介護者が「自分の口でおいしく食べる」ことで認知症予防や誤嚥性肺炎の予防、QOLの向上など多くの効果が期待できます。「介護口腔ケア推進士」は要介護者の口腔ケアを正しい知識で安全に支援することを目指します
試験形式	多肢選択式（CBT試験*） *CBT試験とは：試験会場に設置のコンピュータを使って受験します
試験予約開始日 試験日程	詳細はその都度HP上で発表します。　https://www.sogo-shien.org/
試験会場	全国各地のテストセンター（約260カ所）　https://cbt-s.com/examinee/testcenter/
試験時間	60分
出題範囲	公式テキストの全範囲と公式テキストを理解したうえでの応用問題及び最近の時事問題
出題数・形式	50問　５肢択一方式
予約・ お申し込み	「受験予約・お申し込み」はパソコン、スマートフォン、タブレットからお願いします。受験予約は、受験希望日の1カ月前から3日前までできます。表示される案内に沿って操作をしてください
受験料	￥8,460（10％消費税込）団体：8,000円
支払方法	クレジットカード・コンビニ支払/easy-pay
合格基準	問題の総得点の7割を基準として、問題の難易度で補正した点数以上の者
合格発表	試験終了後、その場で合否結果を表示
認定証発行	・試験合格後、試験会場にて合格確認書が渡されます ・認定証を希望の方は、認定証発行手数料が、受験料の他にかかります ・お申し込みは当協会HPからお申し込みください ・確認が取れてから1カ月程度で受験申込時に記載の住所に認定証をお送りいたします ・認定証は更新制度はありません ・認定証をもって「介護口腔ケア推進士」として認定いたします
受験資格	どなたでも受験できます
試験内容	介護と口腔ケア、口腔と関連器官の構造、口腔に見られる症状と関連する疾患、口腔ケアの実際、口腔ケアの意義、環境の観察法、症状に応じた口腔ケア方法、看取りと口腔ケア、専門家・専門機関との連携など介護に特化した口腔ケアに必要な知識

認定団体・問い合わせ先

一般社団法人総合健康支援推進協会

HP:https://www.sogo-shien.org　E-mail:info@sogo-shien.org　FAX:03-6735-4448

※試験日、予約日、受験料などは受験する際主催団体のHPでご確認ください

●受験申込みから合格までの流れ

1．Webページで受験日・受験会場を確認する

（PC、スマホ、タブレットで下記の2つのWebページのどちらからでも内容がご覧になれます）

①一般社団法人総合健康支援推進協会　https://www.sogo-shien.org

②CBT-solution試験ポータルサイト　https://cbt-s.com

2．受験申込み

・CBT-solution「介護口腔ケア推進士」試験サイトへアクセス

・新規登録（初めての方）にログイン

お名前、住所など所定の登録情報を入力します

↓

受験者IDが付与されます

↓

試験日の予約をします

↓

受験料の納入（クレジットカード、コンビニ支払等が利用できます）

3．受験日

・予約した会場に時間までに行くこと

変更・キャンセル等はご自身でマイページから行ってください。詳細は受験者規約をよく読んでください

・試験終了後、試験結果をペーパーでお渡しします

4．認定証交付（合格の方）

・試験結果ペーパーに記載のアドレスhttps://www.sogo-shien.org にアクセスしてお申し込みを行ってください

・認定証発行には受験料とは別に発行手数料が必要です

お申し込み後、入金の確認ができ次第1カ月程度で受験時に登録した住所に送付いたします

団体受験に関しては、主催団体のHPをご覧ください
https://www.sogo-shien.org

第1章

介護と口腔ケア

1 介護とケアの意味

1 ■ 介護とは

（1）介護の歴史

日本で「介護」という言葉が初めて公的に取り上げられたのは、1892年、恩給の給付としての「陸軍軍人傷痍疾病恩給等差例」でした。そして、1960年代、家族介護への支援を目的とした地方自治体による高齢者への訪問介護・看護事業が始まりました。

その後、障害（※）のある人たちの公的介護保障の要求運動により、1980年代半ばに、介護人派遣事業が制度化されました。

（※）「障害」と「障がい」
障害の「害」という漢字には「悪い影響」という意味があり、障害のある人に対して使うのは好ましくないという意見が出されています。そこで、「障害者」という表記に偏見や差別、不快を感じる人に配慮して、都道府県や市町村が出す公文書や広報紙には、「障がい者」という表記が見られるようになりました。

（2）介護の意味

「介護」とは、「心にかけて、護り助ける」という意味です。支援が必要な不便や不自由のある人に対し、相手の心の負担にならないように不便や不自由を補い支援することといえます。つまり、本人らしい生活を獲得できるよう、本人の尊厳やプライバシーを守りながら行うことが、本来の介護といえます。

介護を行ううえで大切なことは、高齢であっても障害を持っていても、本人が本人らしく、本人が望む「人として当たり前の生活」ができるよう支援することなのです。

2 ■ ケアとは

（1）ケアの意味

ケアとは、一方的に「面倒をみること」「サービスを提供すること」ではありません。ケアを行っている人自身がケアを受けている人から元気や充足感が得られ、お互いが相互扶助の関係で影響を与え合っていくものと考えられます。

たとえば、高齢者の介護では、要介護状態の高齢者をケアしていくなかで、相手の尊敬できる面に触れ、相手への受容・共感が深まり、コミュニケーションが良好になります。その結果、要介護者の**生活の質（QOL）が向上**し、介護者自身も充実感が得られるのです。

QOLは、Quality of Life（生活の質）の頭文字であり、一般には、恵まれた環境で人生を楽しむことをいいます。

医療・福祉の分野では、患者・利用者の生活を向上させることで本人の主体性を取り戻そうという考え方を指します。障害のある人や高齢者一人ひとりが、人間らしい生活を送ることができているかを測る尺度ともなっています。

（2）自分自身で行うケア

自分自身で健康管理を行うことを、セルフケアといいます。セルフケアは、疾病の予防や健康の保持・増進に重要な役割を果たします。

セルフケアを行う、あるいは、セルフケアを支援する際に、本人ができないことを無理に続けるよりも、本人のできることについての能力を十分に活用していくことが大切です。

本人が歯磨きを行えないのでなければ、磨ける機能を十分に生かして支援することが基本です。できることを自らが継続することで、本人に自信や満足感が得られ、継続への意欲にもつながるのです。

2 口腔ケアとは

1 ■口腔ケアの意味

口腔ケアとは、口腔（※）の衛生管理により、口腔のもつ働きを健全に維持し、口腔の疾病を予防することをいいます。

口腔ケアは、狭い意味では「口腔内の清掃」という意味で使われていますが、広い意味では「（全身も含めた）疾病予防、健康増進、リハビリテーション」という意味でも使われます。たとえば、誤嚥（ごえん）性肺炎（第３章６参照）の予防や摂食機能の回復なども口腔ケアとしてとらえられています。

（※）口腔
口腔とは、口の中、つまり、口から喉までの空洞部分のことです。消化器官の入口であり、唇、口蓋、舌、歯などがあります。詳しくは、第２章１で説明します。

2 ■口腔ケアの効果

口腔ケアは、健康維持に大きな効果があります。まず、口腔疾患やそれに関連する全身疾患の予防効果および進行の抑制効果があります。さらに、咀嚼（そしゃく）や嚥下（えんげ）の機能を維持・回復させる効果があります。

つまり、口腔ケアにより、自分の口でおいしく食事をするという、人間にとって最も大切な行為の機能を維持・回復することで、QOLの向上につながります。

口腔ケアにより期待される具体的な効果には、次のものがあります。

①ウ蝕（しょく）（虫歯）や歯周病、誤嚥性肺炎の予防
②口腔感染症の予防
③口臭の改善

④唾液の分泌の促進（自浄作用の促進）
⑤咀嚼機能の向上[※]
⑥消化能力の改善

上記の①〜⑥については、第２章以降でそれぞれ詳しく説明します。

（※）咀嚼機能の向上
たとえば、義歯を清掃することで、噛み合わせがよくなることもあります。

3 介護口腔ケア推進士の役割

1 介護口腔ケアとは

本書では、「障害のある人および介護が必要となった人（介護を受ける人）とその家族」のために、心と体の負担を軽くする目的で行う「口腔セルフケアの支援」および「口腔清掃を中心とした口腔ケア」を、介護口腔ケアの定義としています。

介護口腔ケアにおいては、介護を受ける人を受容（※）し、傾聴（※）と共感（※）でコミュニケーションをとることを骨子としています。

（※）受容
相手をありのままに受け入れることです。
（※）傾聴
相手に目を向け、相手に心と耳を傾けて、真剣に聴くことです。
（※）共感
相手に寄り添う気持ちをもつことです。

2 介護口腔ケア推進士とは

要介護者が増加している現在、口腔ケアは、高齢者の健康を維持するうえで非常に重要な行為といえます。正しい口腔ケアを受けることで、清潔が保たれ、気持ちが明るくなります。また、嚥下機能の維持・回復、誤嚥性肺炎の予防といった身体的な疾患の予防としても、正しい口腔ケアの知識と技術が欠かせません。

介護口腔ケア推進士とは、口腔ケアの骨子を理解し、介護の基本となる心構えと口腔ケアの技量を身につけ、介護を受ける側のQOLの向上を支援する人です。

（1）介護口腔ケア推進士の役割

介護口腔ケア推進士には、「最後まで自分の口で食べる」

ことの意義を学び、口腔ケア（口腔セルフケア）の重要性を伝え、介護を受ける人とその家族に対し快適な生活を提供する役割があります。

まず、口腔セルフケアの支援および口腔清掃を中心とした口腔ケアを通じて、口腔の疾患などの異変に気づくという役割があります。そして、気づいた異変について、本人に歯科の受診を勧め、歯科医師などの専門職への橋渡しを行います。さらに、自分の症状を専門職にうまく伝えられない人のために、本人に代わって症状を説明するなど、本人と専門職とのよりよい関係づくりに努めます。

（2）介護口腔ケア推進士に求められること

介護口腔ケア推進士は、口腔ケアの重要性を認識して、自分の持っている知識と技術のすべてを介護を受ける人のQOL向上のために活用します。また、口腔ケアの実践とともに、口腔セルフケアの実践に寄与します。

医療と介護は、利用者の生活を支える両輪です。介護口腔ケア推進士は、利用者のニーズに応えるために、医療職に何を伝えればよいか、どのように橋渡しをすればスムーズに進むのかを学び、実践していくことが大切です。

介護を受ける人とその家族に対して、安心で快適な生活を提供できるよう、心と知識と技術の研鑽（けんさん）が求められます。

4 高齢者の心理・身体の変化

1 ■ 高齢者の心理

高齢者は、悲しみや孤独感に加え、何事にも否定的な考え方、肉体的な衰えへの自覚などから、心理的に不安定になりやすい側面があります。しかし、さまざまな体験によって、感謝や自己肯定感というプラスの感情も生まれます。

高齢者とひとくくりにするのではなく、それぞれの個性を理解する必要があります。

2 ■ 高齢者の心理面の変化

加齢に伴い、心身の衰え、体の不調や痛み、死に対する恐怖のほか、家族や周囲からの疎外感を抱えるようになります。

不安・寂しさ・心配・心細さといった感情は、悪化すると、うつ状態やあせりで落ち着きがない状態になることもあります。さらに悪化すると、人への非難や悪口、攻撃的でわがままな言動、人への疑いや妬みなどになって現れます。また、心身の衰えから、前向きな気持ちや将来に対する希望が弱くなります。

さらに、問題に直面したときに極端な無気力に陥ったり、依存の傾向が強くなったりすることもあります。自分の力で解決しようという気力がなくなり、他人に助けてもらって当たり前といった心境になることもあります。

高齢者は、うつ状態に陥りやすくなるといわれ、不安やあせり、無気力のほか、心気症状、妄想などが強く現れるという特徴があります。

3 高齢者の身体面の変化

高齢者の特徴として、臓器の萎縮や細胞機能の低下などから身体機能が低下することがあげられます。一般的に、次のような傾向が見られます。

①全身持久力・筋力の低下
②骨・関節の障害
③視力・聴力の低下
④糖尿病・高血圧などの疾患の発病
⑤感染症に対する抵抗力の低下

上記のほか、高齢になると多くの生理機能・運動機能・知的機能が低下します。ただし、身体機能の低下は個人差が大きく、食生活や運動習慣などのライフスタイルも影響します。生きがいのある活動的な暮らしをしている人は、身体機能が低下しにくいといわれています。

COLUMN

報告・連絡・相談の大切さ

医療現場・介護現場のように「人へのケア」を提供する環境では、内部の報告・連絡・相談により、安全管理とサービス向上が徹底されます。

また、介護現場では、介護士、看護師、医師などさまざまな人たちと連携を図っていく必要があります。特に、入居している利用者は、日々、身体状況が変わっていくため、素早く正確な報告・連絡・相談を行わなければなりません。

5 介護に役立つコミュニケーション手法

1 共感の態度

介護の基本として、常に相手を尊敬する態度で受け入れ(受容)、良い悪い・好き嫌いといった感情を加えずに接します。これを共感の態度といいます。

相手を理解したり、相手との信頼関係を形成したりする際には、共感の態度で臨むことが大切です。そして、自分はどこまで相手を理解したかを確かめる作業を繰り返していくことが必要です。

2 コミュニケーションの基本動作

①静かでゆったりとした環境を作る

リラックスして話せるようにします。

②目の高さを合わせ、向き合って話す

相手の表情や唇の動きを観察しましょう。

③ゆっくりはっきりと話す

相手に伝わるように、自分の声の調子に注意します。なお、かん高い声は、相手に不快感を与えます。

④身振り手振りを交える

身体や手の動きで視覚的に訴える工夫をします。

⑤文字に書いたり現物を見せたりする

筆談を交えるのも効果的です。

⑥傾聴の態度で臨む

何よりも、相手の話をよく聴くこと（傾聴）が大切です。

⑦相づちを打つ

共感の態度や、相手を受け入れていること（受容）を示します。相手の言葉をそのまま繰り返したり、質問を交えたりすることも効果的です。

⑧スキンシップを交える

肩に手を添える、手を握るなどで、相手に安心感を与えます。

3 ■施設介護で必要なコミュニケーション

①共感の態度を示す

同僚・上司・後輩など、それぞれの立場や状況が違うなかで仕事をするうえでは、相手を思いやる、相手の立場を感じ取ることが大切です。

相手を認めることから始めなければ、スムーズなコミュニケーションは望めません。

②意思を表明し合う

考えていることが周囲に伝わらないために、衝突したり誤解を招いたりすることもあります。話を簡潔にまとめて言葉で伝えたり、申し送りとして記述したりすることで、自分の考え方を他のスタッフに知らせることが大切です。

また、わからないことや疑問に思っていることがあれば、質問するなどして確認し、そのうえで自分の意見をはっきり伝えましょう。これにより、双方の誤解を招きにくくします。

③情報を共有する

利用者と接しているときの様子や状態について、他のスタッフに情報として伝える必要があります。些細なことと思えても、自分だけで判断しないことです。

④申し送りを正確に行う

情報を共有するうえで、一人ひとりが責任をもって申し送りの作業を行うことが基本となります。
　ノートに記述したり、データとしてパソコンに入力したりして、他のスタッフがいつでも閲覧できるように、ありのままの事実を正確に記録します。

PART 1 第1章 ● 演習問題

問1 口腔ケアの意味について、誤っているものはどれか。

A 口腔ケアは狭い意味では「口腔内の清掃」を意味する。
B 口腔ケアは誤嚥性肺炎の予防や摂食機能の回復に効果がある。
C 口腔ケアは口腔疾患や関連する全身疾患の予防や進行の抑制効果がある。
D 口腔ケアは「自分の口で食べる」という機能を回復することで生活の質の向上につながる。
E 口腔ケアは口腔感染症の予防には効果がない。

①**A** ②**B** ③**C** ④**D** ⑤**E**

解答欄

問2 介護口腔ケア推進士の役割について、誤っているものはどれか。

A 介護を受ける人とその家族に口腔ケアの重要性を伝える。
B 口腔セルフケアの支援をする。
C 介護を受ける人が口腔内の歯の痛みを訴えたときは治療をする。
D 介護を受ける人の口腔内の異変に気づいたときは歯科医師と連携する。
E 口腔ケアを通して介護を受ける人とその家族に安心で快適な生活を提供する。

①**A** ②**B** ③**C** ④**D** ⑤**E**

解答欄

問3 **高齢者の心理・身体の変化について、誤っているものはどれか。**

A　肉体的な衰えの自覚から心理的不安に陥りやすい。
B　不安、寂しさ、心細いといった感情が悪化し、攻撃的でわがままな言動として現れる。
C　高齢者の特徴として、臓器の萎縮や身体機能が低下する傾向がある。
D　高齢者の身体機能の低下の傾向には個人差はない。
E　生きがいのある活動的な暮らしをしている高齢者は身体機能が低下しにくい。

①**A**　②**B**　③**C**　④**D**　⑤**E**

解答欄

問4 **介護に役立つコミュニケーション手法について、正しいものの組み合わせはどれか。**

A　共感の態度とは、相手を尊敬し、好き嫌いといった感情を加えずに接することである。
B　相手を理解する際は、まず自分の考えや方針を伝えることが最も大事である。
C　安全のため、高齢者とのスキンシップはできるだけ避ける。
D　介護施設では、役職は違っても相手を思いやることが大事である。
E　介護施設では、些細なことは自分で判断して他のスタッフには伝えないようにする。

①**A、D**　②**B、C**　③**C、D**　④**B、D**　⑤**C、E**

解答欄

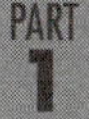

第1章 ● 演習問題　解答と解説

問1

解答 → ⑤（E）

解説

A 口腔ケアには、狭い意味では「口腔内の清掃」という意味があり、口腔内の衛生や口腔のもつ働きを健全に維持して疾病を予防することを指します。

B 誤嚥性肺炎は、嚥下障害などをもつ人に発生しやすく、口腔ケアによって、摂食機能の回復効果とともに誤嚥を防ぐ効果があります。

C 口腔内には約１億個の常在菌が存在していて、不衛生にしているとさらに増殖します。一方、適切な口腔ケアを行うことで口腔内の汚れが取り除かれ、唾液の分泌も促され自浄作用が働き、口腔内の細菌の増殖が抑制されます。

D 「自分の口で食べる」ことで生きがいや幸福感が得られ、家族や周囲とのコミュニケーションの機会も得られ、生活の質（QOL）の向上につながります。

E 口腔ケアにより、唾液の分泌が促され自浄作用が働きます。その結果、感染症予防の効果も得られます。

問2

解答 → ③（C）

解説

A 介護口腔ケア推進士は、介護を受ける人だけでなく、その家族にも口腔ケアの重要性を伝える役目があります。

B 介護口腔ケア推進士は、知識と技術を活かして口腔セルフケアの支援をします。

C 口腔内の治療は、歯科医師などの専門職以外が行うことは禁じられています。介護を受ける人が歯の痛みを訴えたら、適切に歯科医師などの専門職への橋渡しをします。

D 介護を受ける人の口腔内の異変に気づいたときは、歯科医師に適切に状況の説明を行い指示を仰ぐなどの連携をします。

E 口腔ケアにより介護負担の軽減、身体的負担の軽減などにつながれば、介護を受ける人とその家族が安心で快適な生活を提供できるようになります。

問3

解答　→　④ **(D)**

解説　A　肉体的な衰えの自覚から心理的不安に陥りやすい反面、これまでの体験などにより感謝や自己肯定感というプラスの感情も生まれやすいという特徴があります。

B　不安、寂しさ、心細いといった感情から、うつに陥りやすい傾向もあります。

C　身体機能の衰えは持久力・筋力・視力・聴力・抵抗力の低下などにみられます。

D　食生活や運動習慣などの生活習慣によって、身体機能の個人差は大きく違ってきます。

E　活動的で目標を持っていると、心だけでなく身体も若々しくなるといわれています。

問4

解答　→　① **(A、D)**

解説　A　常に共感の態度で望むことで、相手との信頼関係が生まれやすくなります。

B　自分の考えや方針を伝えるといった自己主張をすることよりも、相手の話を聞くこと（傾聴）を大事にします。

C　肩に手を添える、手を握るなどのスキンシップは相手に安心感を与える有効なコミュニケーション方法です。

D　先輩や後輩など立場は違っても、まず相手を認めることでコミュニケーションがスムーズになります。

E　介護施設では、利用者の様子や状態は、常にスタッフ全員の情報として共有する必要があります。

第2章

口腔と関連器官の構造

1 口腔の構造と機能★

★口腔ケアを行うなかで口腔内に疾患や異常が認められる場合は、主治の歯科医師等にすぐに相談しましょう。

1 ■ 口腔の構造

口の中には大きな空間があります。これを口腔といいます。口腔とは、咽頭の入口までの空間で、舌、歯そして袋を形成している粘膜でできています（**図表２-１**）。

口腔の奥をのぞくと口蓋垂（こうがいすい）が見えます。そこから先を咽頭（いんとう）といい、食道、気道、鼻道につながっています。

図表２-１　口腔の構造

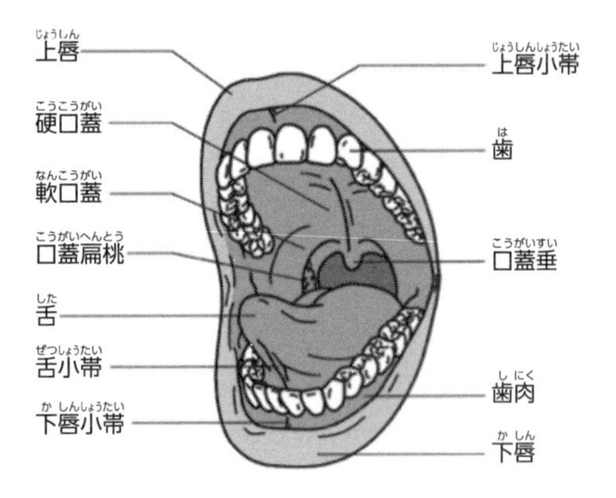

上顎と下顎にはそれぞれ歯が生えていて、唇や頬の間に隙間があります。その空間を口腔前庭といいます（**図表２-２**）。

口腔前庭は、清掃をする際、衛生的に問題が起きやすく、口腔ケアの必要性が高い部分です。

図表2-2 口腔前庭の位置

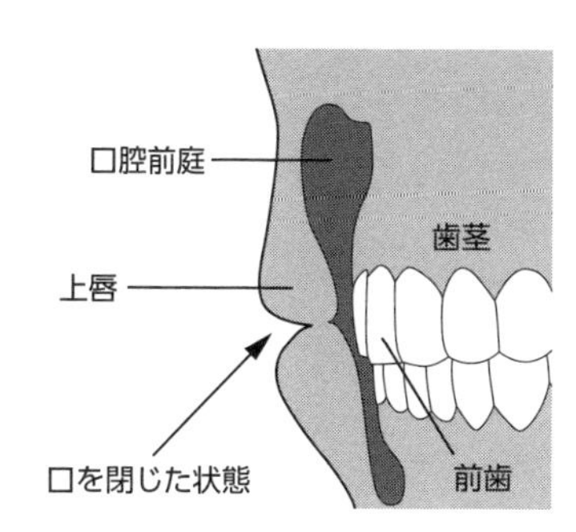

2 口腔の機能

口腔は、咀嚼(そしゃく)、消化、嚥下(えんげ)、味覚、呼吸、発音、表情などに関与します。

口腔は、消化器官の入口であるとともに、呼吸器とつながり、呼吸を補助する機能もあります。また、言葉を発したり顔の表情を作ったりする機能があり、コミュニケーションに大きな役割を果たします。

3 摂食・咀嚼・嚥下の機能

摂食とは、食べたり飲んだりする行為です。また、咀嚼とは、摂取したものを噛(か)み砕く行為です。そして、嚥下とは、摂取したものを飲み込む行為、つまり、胃に送り込む行為です。

摂食から嚥下の過程は、**図表2-3**の5段階に分類されます。

図表2-3　摂食から嚥下の5段階

<table>
<tr><th colspan="2">段階</th><th>内容</th></tr>
<tr><td>①先行期
（認知期）</td><td rowspan="3">咀嚼運動など
（随意運動）</td><td>摂食しようとするものの認知が開始され、摂食に必要な準備（食べ方、唾液の分泌、姿勢）が整えられる。</td></tr>
<tr><td>②準備期
（咀嚼期）</td><td>食物を口腔に取り込み、唾液と混ぜ、歯で咀嚼し、飲み込みやすい大きさの食塊を形成する。</td></tr>
<tr><td>③口腔期</td><td>食塊を舌の運動により咽頭に送り込む。</td></tr>
<tr><td>④咽頭期</td><td rowspan="2">嚥下運動
（不随意運動）</td><td>食塊が咽頭に達すると嚥下反射が起き、0.2〜0.5秒という短時間で食道に送り込まれる。</td></tr>
<tr><td>⑤食道期</td><td>食塊が逆流しないように食道の入口が閉鎖され、食道壁の蠕動（ぜんどう）運動により食道部から胃へと送り込まれる。</td></tr>
</table>

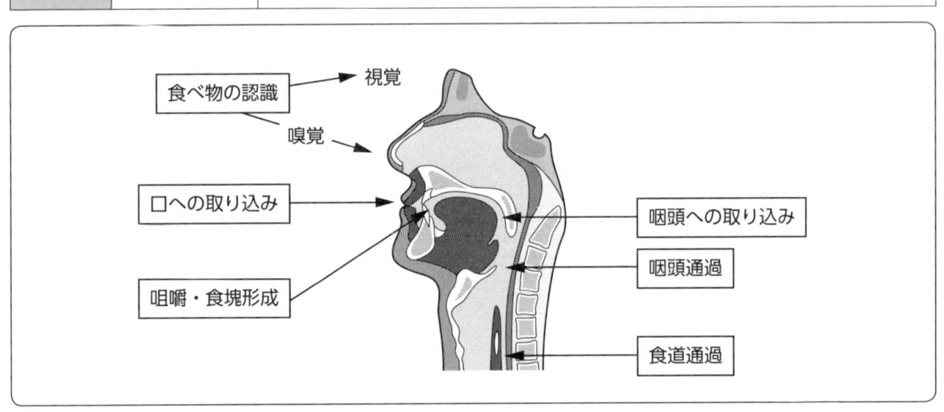

4 摂食・嚥下の機能の障害

（1）摂食嚥下障害

気道と食道は、前後に隣り合わせて存在します。食物が食道に送られるときには、嚥下運動とともに、通常、上を向いている喉頭蓋が下向きになり、気道に蓋をする役目をします。

この運動が円滑にされない状態や、食物の通り道に障害物があって通過しにくい状態を、摂食嚥下障害といいます。摂食嚥下障害は、多くの場合、**図表2-3**④の咽頭期で見られます。摂食嚥下障害が疑われた場合は、主治の医師や歯科医師等にすぐに相談しましょう。

（2）摂食嚥下障害の原因

摂食嚥下障害は、単独で起こるのではなく、他の疾患などを原因として起こります。

おもな原因としては、脳卒中による麻痺（まひ）、加齢による筋力の低下などがあります。また、神経疾患・筋疾患、神経性食欲不振、拒食症、認知症なども原因となります。

①脳卒中による摂食嚥下障害

摂食嚥下障害の原因疾患の約40%が脳卒中であるといわれています。

②加齢による摂食嚥下障害

摂食嚥下障害の原因として、加齢に伴い、舌で押しつぶす力の低下、嚥下に必要な筋力の低下、食物を飲み込みやすい形にまとめる機能の低下（食塊形成不全）があげられます。

また、歯の力の低下、歯の本数の低下、義歯の不具合による咀嚼の力の低下も原因となります。

③その他の摂食嚥下障害の原因

摂食嚥下障害の原因として、次のようなものもあげられます。

- 唾液の性状と量の変化
- 嚥下反射の遅れ
- 喉頭の位置の下降
- 注意力・集中力の低下
- 無症候性脳梗塞の罹患（りかん）
- 薬剤の副作用
- 咽頭の腫瘍や外傷、扁桃腺（へんとうせん）や食道炎、食道狭窄（きょうさく）などの疾患

5 ■ 加齢による口腔内の変化

加齢に伴い、歯や歯肉、顎、唾液腺、口腔粘膜などの口腔内の器官にも、さまざまな変化が見られます。

特に、口腔の変化として顕著なのは残存歯の減少です。

成人の歯は、通常、28本です（本章2参照）。一般的に、20本以上の残存歯があれば、ほぼすべての食べ物を噛み砕くことができ、おいしく食べられるといわれています。

しかし、多くの場合、60歳前後で残存歯は20本を下回り、70歳代後半には10本以下まで減少します。つまり、残存歯が20本を下回る60歳前後からは、摂食に何らかの障害が起き、摂食量を減少させ、低栄養状態を引き起こす恐れもあると考えられます。

（1）残存歯の変化

高齢になると、長年、食べ物を噛んできた歯は、噛む部分（咬合(こうごう)面）が磨耗します。さらに、誤った歯磨きなどによっても歯の表面が摩耗します。

歯そのものの形状の変化は、歯並びを変化させ、顎の動きや咀嚼にも影響を及ぼします。

（2）顎の骨の変化

顎の骨のうち、歯を支えている骨を歯槽(しそう)骨といい、その他の部分を顎骨といいます。歯が失われると、歯槽骨は細くなっていきます。

また、顎の関節が磨耗し、顎が外れやすくなります。

（3）歯肉の変化

高齢になると、歯肉が萎縮して張りがなくなります。歯肉の組織が薄くなるため、義歯による刺激を受けやすく、痛みが出やすくなります。

（4）唾液量の変化

高齢になると、唾液腺が萎縮して分泌が悪くなります。唾液の分泌が悪くなると、口腔乾燥が起き、嚥下障害も起きやすくなります。

なお、薬の副作用で唾液の分泌が悪くなることもあります。

COLUMN

皮膚と粘膜の違い

口腔の最大の特徴は、粘膜によって覆われていることです。

生物の身体は、身体の内部、特に血管を保護するため、必ず皮膚か粘膜で覆われています。皮膚自体は表皮細胞が角化した組織です。

一方、肉体の内部の器官は、粘膜によって覆われています。粘膜の最大の特徴は、常に湿度を保っている必要があることです。このため、粘膜によって覆われた口腔は、唾液などで常に湿った状態を維持しています。そのため、口腔の最大の敵は乾燥ともいえます。

2 歯の構造と機能

1 歯の特徴

歯は、人間が物を食べて生きていくために必要な器官です。一方で、さまざまな病気を引き起こす器官でもあります。その理由は、まず、歯の形にあります。

複雑で凸凹をしているために、歯垢（しこう）（第３章１参照）が付きやすく、歯肉（歯茎）と歯の境目、そして、複雑な溝がたくさん付いている歯の表面には、歯垢がたまりやすくなっています（**図表2-4**）。

図表2-4　歯の構造

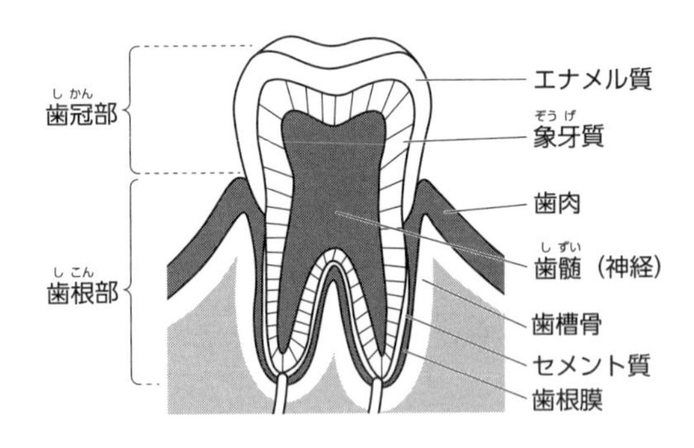

歯の表面は、非常に硬いエナメル質の組織で覆われています。歯垢がたまると、虫歯菌[※]が発生し、虫歯菌の酸によってエナメル質が溶けてウ蝕（しょく）（虫歯）になります。

歯の中心部には、神経や栄養を運ぶための体液や血液が入った空間があります。これを歯髄といいます。エナメル質を溶かしたウ蝕は、さらに柔らかい象牙質を溶かし、歯

（※）**虫歯菌**
唾液や歯垢に存在し、ウ蝕（虫歯）の発生・進行に関与するミュータンス菌やラクトバチラス菌の呼び名です。詳しくは第３章２で解説します。

髄に達していきます。

2 ■ 歯の構造

人間の歯は、大きく乳歯と永久歯に分けられます。

一般に、乳歯は上下左右あわせて20本、永久歯は上下左右あわせて28本です。さらに、親知らずとも呼ばれる第三大臼歯[※]が生えている場合は、永久歯は最大で32本になります（**図表2-5**）。

図表2-5　永久歯の歯列

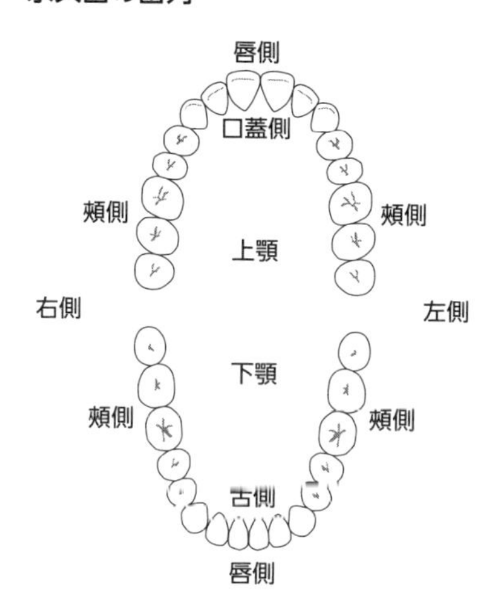

歯は、口腔の入口から、前歯部、小臼歯部、大臼歯部に分けられます。

前歯部は、エナメル質で覆われた歯冠が薄く尖った形になっていて、食物を噛（か）み切る働きをします。これに対して臼歯部は、歯冠に上下の歯が噛み合わせられる咬合面があり、食物を噛み砕いてすりつぶす働きをします。

（※）第三大臼歯
親知らずのほか、智歯とも呼ばれます。形態や生え方に個人差が大きく、口腔粘膜や顎の中に歯が留まり、生えてこないことも多くあります。

（1）歯列

図表2-5のとおり、上顎・下顎それぞれに歯列が作られています。歯列を咬合面から観察すると、楕円状に歯が並んでいるのがわかります。

この楕円状に歯が並んでいる形態は、歯列弓と呼ばれます。

（2）咬合

上顎・下顎を噛み合わせたときに歯が接触している状態を、咬合といいます。咬合状態が正常で、歯の支持組織、咀嚼筋・顎関節などの機能が正常である状態を、正常咬合といいます。一方、正常咬合としての条件を備えていない状態を、不正咬合といいます。

不正咬合は、歯の形、歯の数、歯の位置、顎の形に原因がある場合や、発育の異常、歯列弓の形の異常、噛み合わせの位置の異常など、さまざまな原因があげられます。

COLUMN

歯の位置を表す記号

歯を数字の記号で表すと、一番手前の中切歯を1として、遠心（奥側）に向かって順に数字が増え、側切歯2、……、第二大臼歯7、第三大臼歯8となります。次のように罫線で表します。

上顎の右側	上顎の左側
下顎の右側	下顎の左側

右側・左側は、観察する人から見た方向ではなく、観察される人から見た方向です。

|1 は左側上顎中切歯を指します。

|7 は左側下顎第二大臼歯を指します。

3 ■ 歯周組織の構造

（1）歯周組織の構造と歯周病

高齢者に多発する病気に、歯周病があります。歯周病の発生が、免疫力と深い関係にあることが理由です。

図表2-6　歯周病の発生

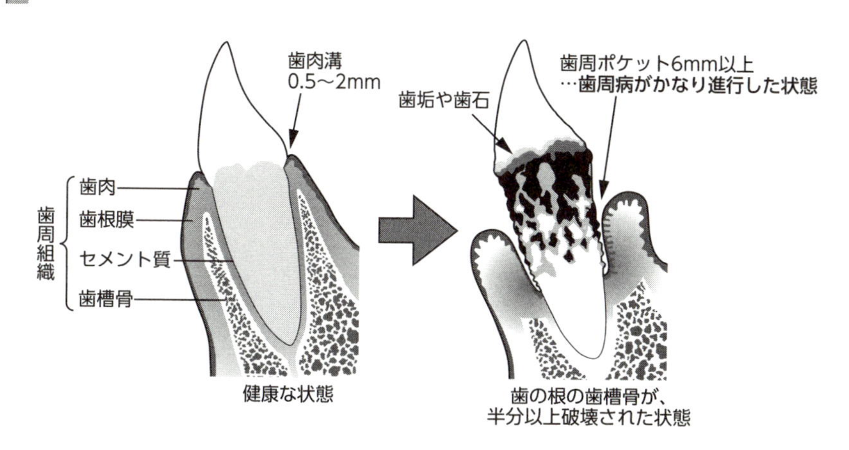

歯は、歯槽骨という歯を支える骨に植立されています。歯と歯槽骨の間には、咬合圧を吸収する歯根膜という繊維があります。そして、歯根膜の周りを歯肉（歯茎）が覆っています。

歯肉は、歯と接触する部分が少しくぼんでいます。これを歯肉溝といいます。歯肉溝は、特殊な接着性タンパクによって軽く接触しただけの構造となっています。★ このため、わずかな刺激でタンパクが分解され、歯肉と歯の接触が壊れます。すると、細菌が歯肉の中に侵入しやすくなり、塊（コロニー）を作ります。その歯と歯肉とのわずかな隙間（病的なもの）を「歯周ポケット」と呼び、歯周ポケットの深さを歯周病の進行の目安にしています。

★「付着」の特性から起きる歯周病
歯肉と歯は発生学的に別の組織です。歯肉は、粘膜を構成している非常に弱い上皮の部分に付着しています。歯と歯肉がもっと丈夫な付着機構であれば、歯周病の発生も少なかったと考えられます。

(2) 歯質の変化

咬合時に歯と歯が接触し摩擦が起きることから、歯質が表面から徐々に磨り減っていきます。これを咬耗といいます。歯ぎしりの習慣がある人などは、咬耗に注意が必要です。

また、咬耗以外のさまざまな原因によっても、歯質が表面から徐々に磨り減っていきます。これを摩耗といいます。部分床義歯（第４章１参照）のクラスプの適合が悪くなると、摩耗することがあります。摩耗が進行している場合は、歯が割れたり折れたりという歯の破折につながることもあり、注意が必要です。咬耗や摩耗が加齢などの生理的変化であれば、経過観察で様子を見ます。しかし、病的な異常が見られれば、治療の対象になります。

4 ■ 歯の磨耗と知覚過敏

(1) 知覚過敏とは

冷たい物や酸味の強い物を飲食したり、歯磨きをしたりすると歯がしみて痛みを感じるものに、知覚過敏があります。知覚過敏の程度はさまざまで、症状が進むと冷たい物だけでなく、温かい物までしみるようになります。

知覚過敏は、エナメル質が薄い歯や、エナメル質がほとんどない歯の根元部分で起こることが多いです。また、何らかの原因によって歯のエナメル質が傷つき象牙質が露出すると、露出した象牙質が冷たい物や歯ブラシなどによって刺激を受けます。その刺激が痛みとなって、象牙細管を通じて歯髄神経から脳に伝わります。

知覚過敏は、歯髄に炎症を引き起こすこともあります。知覚過敏の症状は、体調、ストレスの有無、唾液中のカルシウム量、歯髄神経の働きによって、現れたり、現れなかったりします。症状が現れないから治癒したと考えず、一

度、歯科医師を受診しましょう。★

★歯科医師を受診したことで、知覚過敏ではなくウ蝕（虫歯）が見つかるという可能性もあります。

（2）知覚過敏の原因

①歯ぎしりや咬合状態

歯ぎしりは、歯のエナメル質をこすり合わせることになるため、エナメル質だけでなく、歯周組織全体に強い力が加わります。これにより、エナメル質が傷つき、さらに、歯を支えている歯槽骨までも破壊することがあります。その結果、知覚過敏だけでなく、歯周病なども引き起こします。また、咬合状態が悪い場合にも、一部の歯に強い力が加わるため、エナメル質が傷つきやすくなります。

②歯ブラシや歯磨き粉

硬い歯ブラシで強い力で歯磨きをしていると、エナメル質が削られます。また、歯磨き粉には研磨剤（第４章９参照）が含まれているため、過剰に使用していると、歯の表面を磨くだけでなくエナメル質を傷つけることがあります。

③酸

エナメル質は酸に弱く、溶けやすい性質があります。飲食物には酸性のものが多く、普段の食事を通してエナメル質がしだいに柔らかくなっていることもあります。★ また、ウ蝕（虫歯）や歯周病の原因となる歯垢も酸を作り出します。このため、正しい歯磨き（ブラッシング）によって歯垢をためないようにすることが重要です。

★飲食物の酸によってエナメル質が溶けた歯を、酸蝕歯といいます。

④ウ蝕（虫歯）や歯周病

ウ蝕（虫歯）のためにエナメル質に穴が開くと、象牙質が露出し知覚過敏の症状を引き起こします。また、歯周病のために歯茎が後退すると、象牙質が露出し知覚過敏の症状を引き起こします。これらの場合は、ウ蝕（虫歯）や歯周病が原因となって、痛みは慢性的となります。

3 舌の構造と機能

1 舌の構造

舌を構成するものの１つは筋肉であり、筋肉によって自在に動かすことができます。舌の先端を舌尖といいます。また、舌の前方３分の２を舌体といい、後方３分の１を舌根といいます。

舌体には、多数の舌乳頭が散在しています。舌乳頭の一部が、味を感じる味細胞を含む味蕾です。

なお、清掃の際、舌根に触れると、刺激で吐き気を起こすことがあります。口腔ケアの際には、相手の反応を見ながら慎重に行う必要があります。

図表２-７　舌の構造

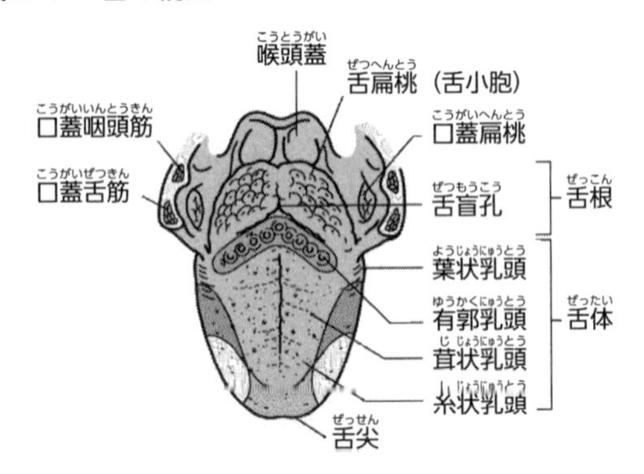

2 舌の機能

舌は、口腔の空間のほとんどを占める大きな器官です。舌の主な機能には、次のようなものがあります。

①味覚・温度・触覚などの刺激を認識する。
②食物を摂取する（異物を排出する）。
③咀嚼（そしゃく）時に、顎の動きを調節する。
④柔らかい食物を口蓋に当てて押しつぶす。
⑤食物を唾液と混合して食塊を形成する。
⑥食塊を嚥下（えんげ）できる位置に移動させる（嚥下反射を起こす）。
⑦唾液・胃液などの分泌反射を起こす。

舌は、食事にかかわることだけでなく、発音にもかかわる器官です。さらに、全身状態を知らせる非常に重要な器官でもあります。

先に述べたとおり、舌自体は筋肉ですが、多くの血管が通っています。この多くの血管が、舌にさまざまな情報を提供します。

（1）動脈硬化の際に見られる症状

図表2-8①は、点棘と呼ばれ、動脈硬化のある人に見られる舌先の変化です。点棘も舌の中の血管状態を反映して現れるものです。

舌の先が小刻みに震えるなどの症状も、動脈硬化のある人に見られます。また、舌の裏側を観察すると静脈が黒く腫れたように見られるのも、動脈硬化が進行したときによく見られる症状です。

（2）不調の際に見られる症状

図表2-8②は、舌の表面の糸状乳頭（※）に舌苔（ぜったい）が現れた状態のものです。舌苔は、体力が消耗したときにしばしば

（※）糸状乳頭
触るとざらざらとしています。

観察されます。また、薬物の副作用により観察されることもあります。

また、口内の乾燥や体力の消耗、薬物の副作用によるものとして、舌が大きく肥大した胖大舌（ばんだいぜつ）が観察されます。胖大舌の場合、歯形が舌の脇に付いた歯痕（しこん）が同時に見られることもあります（**図表2-8③**）。

図表2-8

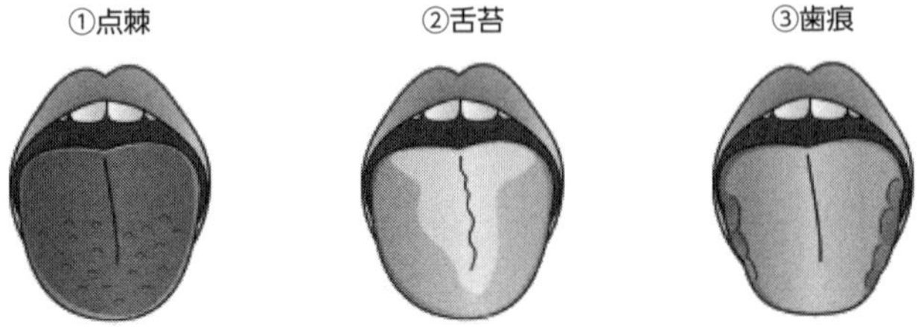

①点棘　②舌苔　③歯痕

COLUMN

食物残渣（食渣）

口腔内に停留した食べかすを食物残渣（食渣）と呼び、歯の表面や歯の間のほかに、口腔粘膜の各部位に付着し、たまっていきます。また、義歯にも付着します。特に、取り外せる義歯の場合、床内面（歯肉の粘膜と接する床の面）にたまりやすくなります。

食渣は放っておくと口腔内で腐敗が進み、細菌の温床になります。毎食後に、除去することが大切です。

4 唾液腺と唾液

1 ■ 唾液の分泌

唾液は３種類の腺（せん）から分泌されます。耳の手前にある**耳下腺**からは、さらさらとした漿液（しょうえき）性の唾液が分泌されます。顎の下にある**舌下腺**と**顎下腺**からは、口腔内の環境に応じて、ねばねばとした粘液性の唾液と漿液性の唾液との両方が分泌されます。

粘液性の唾液には、消化酵素が多く含まれています。食べ物が口の中に入ってくると、粘液性の唾液が大量に分泌され、口の中に食べ物がなくなると、粘膜を潤す漿液性の唾液が多く分泌されます。

歯垢がたまっていると、常に粘液性の唾液が分泌され、口腔内にたまります。たまった唾液が体温で温められ、口腔内の温度が高くなります。歯垢が多く温度が高い環境は、細菌の繁殖には絶好な状態であり、口腔内をますます不潔にします。

2 ■ 唾液の作用

唾液の主な作用には、次のようなものがあります。

①**潤滑作用**…口腔全体を潤して、食べ物を飲み込みやすくしたり、話すときの発語を滑らかにします。

②**消化作用**…消化酵素により、栄養素を分解します（アミラーゼにより、デンプンを糖に分解するなど）。

③**洗浄作用**…食物の残渣（ざんさ）（食べかす）を洗い流します。

④抗菌作用…唾液中の成分（IgA抗体、リゾチーム、ペルオキシダーゼなど）により、口の中に入ってきた菌に抵抗します。

⑤緩衝作用…唾液中の成分（重炭酸塩など）により、口腔内が酸性になったとき、pH（※）を調整して中性に戻します。

⑥再石灰化作用…脱灰（※）した歯のエナメル質にカルシウムを沈着させます。

3 ■ 唾液の量の変化

唾液の量は、加齢とともに減り、高齢になると非常に少なくなります。高齢者に特徴的な口臭や乾いた声なども、唾液の不足が原因であることも少なくありません。

また、一部の内服薬の副作用や、唾液腺の疾患などでも唾液の分泌量が減少することがあります。唾液の量が少なくなると、ウ蝕（虫歯）などの口腔疾患が進行したり、食物をうまく飲み込めなくなることがあります。

4 ■ 唾液とウイルス

風疹（ふうしん）や単純ヘルペス（※）などのウイルスが唾液中に入り込み、唾液が感染源になることがあります。ウイルスに感染していても、症状が出ないために気づかない人もいます★。

唾液は感染症の感染源になることを意識して、口腔ケアの際にも、感染予防を心がける必要があります。使い捨ての手袋やマスク、防護メガネなどを使用するとよいでしょう。

（※）pH
水溶液の性質（酸性・アルカリ性の程度）を表す単位をpHといいます。pHが高い方がアルカリ性、低い方が酸性です。

（※）脱灰
歯垢のpHが低下すると酸性になり、歯のエナメル質のカルシウムを溶かします。これを脱灰といい、進行するとウ蝕（しょく）（虫歯）となります。一方、唾液に含まれるカルシウムなどが歯垢内のpHを上昇させ、脱灰の反応を抑え、修復します。これを再石灰化といいます。

（※）単純ヘルペス
単純疱疹（ほうしん）ともいい、単純ヘルペスウイルスによる感染症です。口の周囲にできるものは、口唇ヘルペスと呼ばれます。風邪やストレス、加齢などで免疫力が落ちることによってウイルスが増殖し、症状を引き起こします。

★症状が出ないため、本人が気づかないまま感染源となることがあります。このような状態の人を無症候性キャリアと呼んでいます。

PART 1 第2章 ● 演習問題

問1　口腔の構造と機能について、誤っているものはどれか。

A　口腔とは咽喉までの粘膜でできた空間をいう。
B　口腔では食物を摂取し、咀嚼、嚥下などが行われる。
C　口蓋垂の奥は食道、気道、鼻道につながっている。
D　味覚、呼吸、発音、表情などは口腔の機能ではない。
E　嚥下運動の食道期では食塊が逆流しないよう食道の入口が閉鎖される。

①A　②B　③C　④D　⑤E

解答欄

問2　摂食嚥下障害の原因について、誤っているものの組み合わせはどれか。

A　摂食嚥下障害の原因の約60％は脳卒中である。
B　神経障害や筋疾患が摂食嚥下障害の原因になる。
C　噛む力、歯の本数の低下、義歯の不具合が摂食嚥下障害の原因になる。
D　唾液量の減少が摂食嚥下障害の原因になる。
E　狭心症が摂食嚥下障害の原因になる。

①A、B　②B、C　③C、E　④A、E　⑤B、D

解答欄

問3 **歯の構造と機能について、正しいものの組み合わせはどれか。**

A　歯の表面は非常に硬いセメント質で覆われている。
B　歯の中心部には歯槽骨がある。
C　ウ蝕（虫歯）は虫歯菌が持つ酸によって起こる。
D　人間の永久歯は上下あわせて最大24本である。
E　臼歯部は食物を噛み砕く働きをする。

①**A、C**　②**B、D**　③**C、E**　④**A、D**　⑤**D、E**

解答欄

問4 **歯周組織の構造と歯周病について、誤っているものはどれか。**

A　歯と歯槽骨の間には歯根膜がある。
B　歯肉の周りを歯根膜が覆っている。
C　歯と歯肉の間を歯周ポケットと呼ぶ。
D　歯周ポケットの深さが歯周病の進行の目安になる。
E　歯周病は免疫力の低下が原因となる。

①**A**　②**B**　③**C**　④**D**　⑤**E**

解答欄

問5 **舌の構造と機能について、誤っているものはどれか。**

A　舌を構成するものの１つは、筋肉である。
B　舌の前方３分の１を舌体といい、舌の後方３分の２を舌根という。
C　舌は咀嚼時に顎の動きを調節する。
D　舌は唾液・胃液などの分泌反射を起こす。
E　舌苔は体力が消耗したときにしばしば見られる。

①**A**　②**B**　③**C**　④**D**　⑤**E**

解答欄

問6 **唾液腺と唾液について、誤っているものはどれか。**

A　唾液は耳下腺、舌下腺、顎下腺から分泌される。
B　歯垢がたまると常に粘液性の唾液が分泌される。
C　唾液量が低下すると、食物の飲み込みに支障をきたす。
D　加齢とともに唾液量は多くなる。
E　唾液には消化作用がある。

①**A**　②**B**　③**C**　④**D**　⑤**E**

解答欄

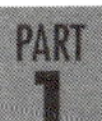

第2章 ● 演習問題　解答と解説

問1

解答 → ④（D）

解説
- **A** 口腔とは咽喉の入り口までの空間で、上唇、下唇、頬、袋を形成している粘膜を指します。
- **B** 口腔では食物を摂取し歯で噛み砕き、舌で唾液と混ぜ、飲み込む動作を行います。
- **C** 口腔の奥には口蓋垂があり、さらに口蓋垂の奥は食道、気道、鼻道につながっています。
- **D** 味覚、呼吸、発音、表情なども、口腔の重要な機能です。
- **E** 嚥下運動の食道期では、食道の入口が閉鎖され、食道壁の蠕動運動によって食塊が胃に送り込まれます。

問2

解答 → ④（A、E）

解説
- **A** 脳卒中は、摂食嚥下障害の原因の約40％です。
- **B** 反射神経の低下や筋力の低下が摂食嚥下障害の原因になります。
- **C** 噛む力、歯の本数の低下、義歯の不具合は、食塊形成不全を起こし摂食嚥下障害の原因になります。
- **D** 唾液量の減少は、口腔乾燥を引き起こし摂食嚥下障害の原因になります。
- **E** 狭心症は、摂食嚥下障害の直接の原因にはなりません。

問3

解答 → ③（C、E）

解説
- **A** 歯の表面を覆っているのは、非常に硬いエナメル質です。
- **B** 歯の中心部には歯髄があり、体液や血液が入った空間があります。
- **C** ウ蝕（虫歯）は虫歯菌の酸によってエナメル質が溶かされて起こります。
- **D** 人間の永久歯は上下あわせて28本です。親知らずを入れると最大32本になります。
- **E** 臼歯部は食物を噛み砕く働きをします。前歯部は食物を噛み切る働きをします。

問4

解答　→　② (B)

解説

A　歯と歯槽骨の間には歯根膜があり、歯根膜は振動などを吸収する役割をしています。

B　歯肉の周りを歯根膜が覆っているのではなく、歯根膜の周りを歯肉が覆っています。

C　歯と歯肉の間を歯周ポケットと呼び、歯周ポケットには細菌が侵入しやすくなっています。

D　歯周ポケットの深さが歯周病の進行の目安になり、深さが６mm以上ではかなり歯周病が進行した状態です。

E　高齢者に歯周病の人が多いのは、免疫力の低下が理由の１つでもあります。

問5

解答　→　② (B)

解説

A　舌は、おもに筋肉で構成されています。

B　舌体は舌の前方３分の２をいい、舌根は舌の後方３分の１をいいます。

C　舌は、咀嚼時に顎の動きを調節するほか、食物を押しつぶす、食塊を形成するなどの機能があります。

D　舌は、唾液・胃液などの分泌反射を起こすとともに、嚥下反射を起こします。

E　舌苔は、体力が消耗したときや病気を罹患したときなどに、さまざまな形状で現れます。

問6

解答　→　④ (D)

解説

A　耳下腺からは奨液性の唾液が分泌され、舌下腺と顎下腺からは粘液性の唾液と奨液性の唾液が分泌されます。

B　歯垢がたまると常に粘液性の唾液が分泌され、口内温度が高くなります。

C　唾液は消化作用や抗菌作用、洗浄作用、潤滑作用などがあります。分泌される量が少なくなると、食物の飲み込みに支障をきたします。

D　高齢になると唾液量は少なくなり、口臭や乾いた声の原因にもなっています。

E　唾液には消化作用のほか、緩衝作用や再石灰化作用などがあります。

第3章

口腔に見られる症状と関連する疾病

1 歯垢・歯石・舌苔の発生★

★口腔ケアを行うなかで口腔内に疾患や異常が認められる場合は、主治の歯科医師や医師等にすぐに相談しましょう。

1 ■歯垢（プラーク）とは

歯垢（プラーク）は、口腔内疾患の大きな原因となるものです。細菌の塊（コロニー）のようなものですが、さまざまな毒性物質が含まれ、時間が経つにつれ変化します。

口腔内で塊となった細菌は、ねばねばとした分泌物を作り出し、その分泌物を通して他の細菌と連絡を取り合って生きています。さまざまな性質をもった細菌が、お互いにすみ分け合いながら、歯の表面にフィルム状に貼りついて成長します。このようなフィルム状の細菌の集合体を、**バイオフィルム**と呼んでいます（**図表3-1**）。

図表3-1　バイオフィルム

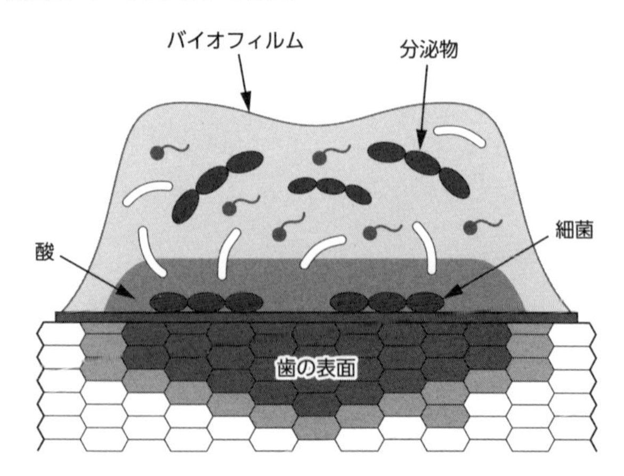

バイオフィルムは、ぬるぬるとした分泌物で守られているため、抗生物質や殺菌剤なども効きにくくなります。バ

イオフィルムの中の細菌が活発になると、歯周病が発症したり悪化したりします。

口腔内には、300種類以上の細菌が存在するといわれ、口腔内の唾液には、1mL当たり約1億の細菌が存在するといわれています。口腔内の細菌によって歯垢が形成されていきます。歯垢の**70〜80%は細菌**で、**20〜30%は基質**と呼ばれる細菌間を埋めるものでできています。歯垢の主な成分は、口腔内のねばつきの原因となる菌体外多糖体[※]や、唾液中から得たタンパク質です。

（※）菌体外多糖体
糖が数十〜数百と結合したものを多糖体といい、乳酸菌などの微生物が菌体外に産生する多糖体のことを菌体外多糖体といいます。

（1）歯垢の形成過程

歯垢は、歯面に付着して増殖していきます。歯の表面は獲得被膜（ペリクル）という唾液タンパク質でできた薄い膜で覆われています。この獲得被膜に、歯垢の原因菌が菌体外多糖体を作り出しながら、強固に付着して増殖していきます。

原因菌が増殖することで歯垢に厚みが出て、唾液が歯面に届きにくくなります。このため、唾液の免疫成分の効果やウ蝕の予防効果が低下します。

（2）歯垢の対策

口の中を観察するときには、まず、白っぽい塊のような歯垢が歯や義歯にこびりついていないか、よく確認してください。

第2章2で述べたように、歯や歯列の形態的特徴から、口腔内には歯垢がたまりやすい部位があります。個人差はありますが、歯と歯肉の境目、歯の表面や溝、不適合な冠（かん）（補綴（ほてつ）物）、義歯などに付きやすいといえます。また、歯磨きをしにくい歯と歯の間などにも歯垢がたまります。口腔全体としては、前歯より奥歯（大臼歯）に、唇側（しんそく）・頬側（きょうそく）より舌側(ぜっそく)に歯垢がたまりやすい傾向があります。個人の磨き癖もありますので、歯垢のたまり方の特徴を個別に知っておき、口腔セルフケアを支援する必要があります。

2 ■ 歯石とは

★口腔ケアを行うなかで口腔内に疾患や異常が認められる場合は、主治の歯科医師や医師等にすぐに相談しましょう。

歯石は、歯垢が石灰化して、硬く変化したもので、歯垢と同じく白っぽい塊です。

歯石自体には毒性はありません、ただし、歯石の表面はあらくざらざらしていて新たな歯垢が付きやすいため、ますます唾液の免疫成分の効果やウ蝕の予防効果を低下させる原因となります。また、歯周病の発症や口臭の発生をはじめ、さまざまな悪影響を与える細菌の温床にもなります。

（1）歯石の形成過程

口腔内に取り残された歯垢は、時間が経つにつれて硬くなり（石灰化し）、歯石へと変化していきます。この石灰化の過程には、唾液と口腔内の細菌が関与しています。

歯垢が石灰化するときには、唾液から供給される無機質（カルシウムやリンなど）の成分が取り込まれていきます。また、口腔内の細菌のなかには、石灰化を誘導するものがあり、その影響によって石灰化が進み、歯石が大きくなっていきます。

（2）歯石の対策

歯石は、歯垢が石灰化してできるため、歯垢と同様の部位に形成されます。

口腔ケアでは、歯石の形成を予防するために、歯石になる前の歯垢の段階でしっかりと除去することを心掛けましょう。

3 ■ 舌苔とは

舌苔(ぜったい)は、第２章３で述べたとおり、舌の表面に付く苔状のものです。舌苔そのものは生理的なものであり、病的なものではありませんが、時として、全身の状態を反映して現れることもあります。通常は白色または薄い黄色ですが、消化器系の疾患やストレスが関連する場合は灰白色、熱性疾患（発熱する病気）が関連する場合は褐色、抗生物質の連用による場合は黒色の舌苔が見られやすくなります。

舌苔が厚く広くなり、糸状乳頭（第２章３**図表2-7**参照）が完全に覆われるほどになると、口臭の発生や口腔衛生状態の悪化、味覚の低下などにつながります。

2 口腔内に起きる疾患 ①ウ蝕（虫歯）

★口腔ケアを行うなかで口腔内に疾患や異常が認められる場合は、主治の歯科医師や医師等にすぐに相談しましょう。

1 ■ ウ蝕（虫歯）とは

口腔内に起きる疾患のうち、ウ蝕（しょく）（虫歯）は、私たちにとって最も身近なものです。ウ蝕（虫歯）は、歯垢（プラーク）が原因となって発症します。

初期のウ蝕（虫歯）は、比較的毒性の少ない細菌の酸によって歯の表面が脱灰します。その後、徐々に進行し、細菌が歯髄に達すると、非常に毒性の強い細菌に変わります。毒性の強い細菌は、口腔内だけでなく、全身に深刻な影響を与えます。したがって、歯の１本１本をよく調べ、ウ蝕（虫歯）の可能性がある場合は、主治の歯科医師等にすぐに相談しましょう。

2 ■ ウ蝕（虫歯）の形成

ウ蝕（虫歯）は、次の４つの条件が重なることで形成され、症状が進行します（**図表3-2**）。

（1）細菌

ウ蝕（虫歯）の原因となる細菌は、ミュータンス菌やラクトバチラス菌などで、虫歯菌と呼ばれます。口腔内の虫歯菌の数が多ければ多いほど、ウ蝕（虫歯）のリスクが大きくなります。

（2）食べ物

上記**（1）**の虫歯菌は、口に入った食べ物から糖質を摂取し、酸を作り出します。この酸によって、歯のエナメル質が溶かされます。糖質のうち、特に、虫歯菌の繁殖につながりやすいのが砂糖（ショ糖）です。砂糖の摂取には、十分な注意が必要です。

（3）歯質

人の歯の質には、個人差があります。つまり、ウ蝕（虫歯）になりやすい人となりにくい人がいるということです。しかし、ウ蝕（虫歯）になりやすい人でも、上記**（2）**で述べた食べ物に注意し、日々、口腔ケアを行っていくことで、十分に歯の健康を保つことができます。

（4）時間

虫歯菌が繁殖したとしても、短時間のうちに除去できれば、ウ蝕（虫歯）のリスクは小さくなります。反対に、ごく少量の砂糖を含んだ食べ物でも、粘着性があるなどの理由で長時間口の中に残っていれば、ウ蝕（虫歯）のリスクは高くなります。

図表3-2　ウ蝕（虫歯）のできる原因

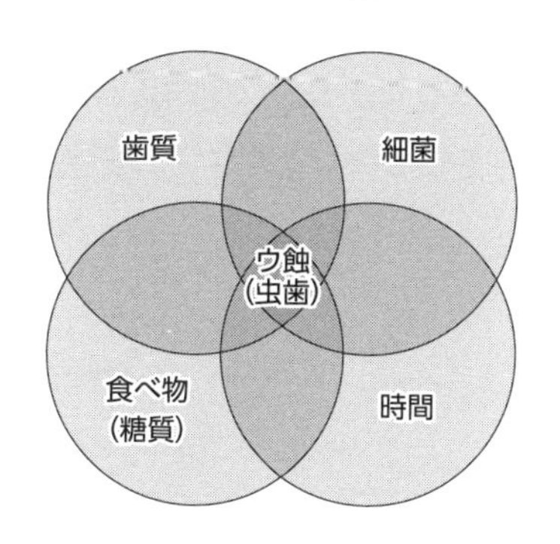

3 ■ ウ蝕（虫歯）の進行

時間の経過とともに、ウ蝕（虫歯）の症状が進行します。ウ蝕の進行は、**図表3-3**のように、C０（シーオー）～C４（シーフォー）の５段階に分けられます。

図表3-3　ウ蝕（虫歯）の進行

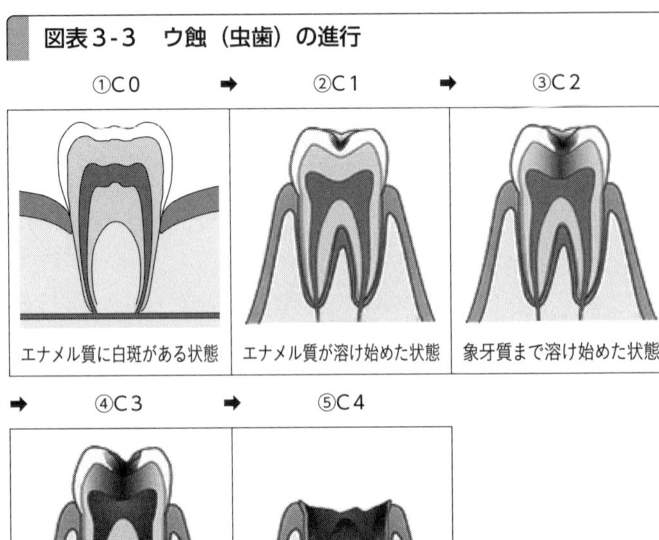

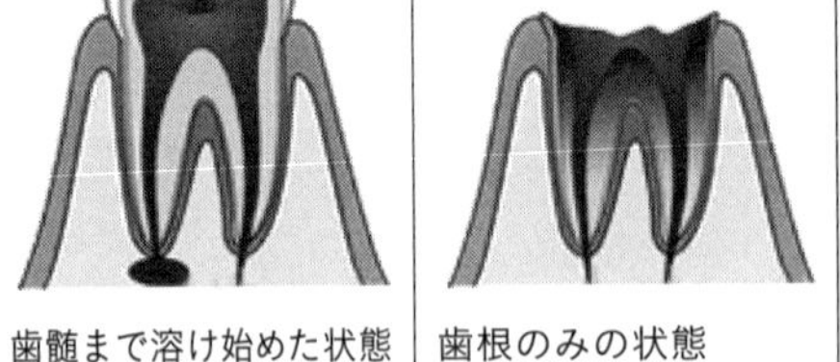

（1）C0の特徴

歯の表面が少し溶けて、ホワイトスポットと呼ばれる白い斑点が見られる状態です。C０の段階ではウ蝕（虫歯）とされず、ブラッシングのほかフッ素を使用するなどの口腔ケアにより、歯の再石灰化作用（第２章４参照）によって正常に戻ります。

（2）C1の特徴

歯の表面のエナメル質が溶け始めた段階です。エナメル質が白くにごり、歯の表面に亀裂が入ったり、褐色や黒色の線ができたりします。C１の段階では自覚症状はなく、本人がウ蝕（虫歯）を発見することは困難です。

（3）C２の特徴

歯の表面のエナメル質を越え、象牙質が溶け始めた段階です。冷たい物や甘い物を食べると、しみたり痛んだりします。

（4）C３の特徴

歯髄の近くまで溶け始め、炎症を起こした段階です。歯髄炎をともない、症状がさらに進むと歯根膜炎が引き起こされます。C３の段階では、冷たい物や甘い物のほか、酸っぱい物、熱い物を食べても、しみたり痛んだりします。急性の場合は、激痛が起こります。

（5）C４の特徴

歯茎の上の歯冠が溶け始め、歯根だけが残った段階です。C４の段階では、歯髄の感覚がなくなっているため、痛みはありません。ウ蝕（虫歯）がここまで進行すると、歯を残すことは困難です。

虫歯菌は、口腔の毛細血管に侵入し、心臓疾患や血栓症などの疾患を引き起こすことがあります。また、C３の段階で化膿が起きると、顔面全体の痛みや腫れ、発熱などが起きることもあります。

口腔ケアの際には、ウ蝕（虫歯）を早期発見して、専門家の治療へと橋渡しをしましょう。

3 口腔内に起きる疾患 ②歯周病

1 歯周病とは

★口腔ケアを行うなかで口腔内に疾患や異常が認められる場合は、主治の歯科医師や医師等にすぐに相談しましょう。

歯周病も、ウ蝕（虫歯）と同じく、歯垢（プラーク）が原因となって発症します。

歯周病の発症要因は、大変複雑であり、多因子積層型疾患と呼ばれています。歯周病を引き起こす細菌群による感染症であるだけでなく、免疫力の低下、加齢、唾液の性状の変化、咬合（こうごう）（噛み合わせ）の悪化など、多くの全身状態が関連しています。

歯周病の特徴は、歯を支えている歯槽骨（第２章２**図表2-4**参照）が破壊されてしまうことにあります。進行すると、歯の周りの組織が歯を支えきれなくなり、歯が抜け落ちます（**図表3-4**）。

図表3-4　歯周病の状態

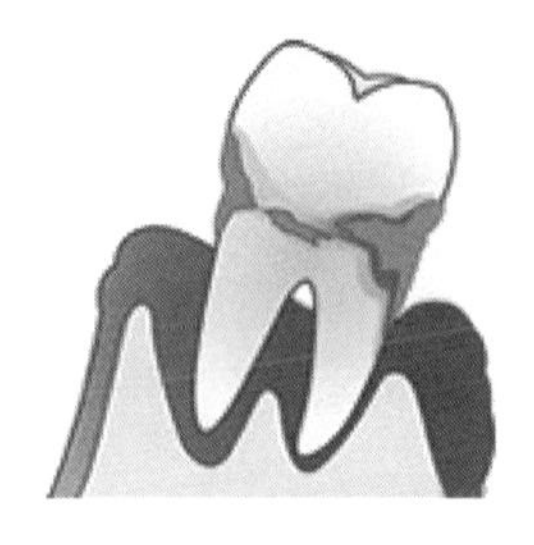

歯周病になると骨が破壊される理由としては、骨形成を行う細胞（骨芽細胞）と、骨吸収を行う細胞（破骨細胞）との均衡が、保てなくなるためと考えられます。

骨は、代謝により、常に新しい骨に生まれ変わっています。破骨細胞が古くなった骨を溶かし、溶けたところに骨芽細胞が新しい骨を作っていきます。このバランスは、正常であれば常に一定に保たれています★。

★人の体（細胞・骨）の生成バランスが一定に保たれることを、ホメオスターシス（恒常性）といいます。

2 ■ 歯周病の進行

健康な歯肉（歯茎）は、ピンク色で引き締まっています。一方、歯周病になると、赤みが強くなり腫れた状態になります。

歯周病のうち歯肉に限定した炎症が起こるものを歯肉炎、他の歯周組織まで炎症が進んだものを歯周炎といいます。以下に、それぞれの特徴を説明します。

★口腔ケアを行うなかで口腔内に疾患や異常が認められる場合は、主治の歯科医師や医師等にすぐに相談しましょう。

（1）歯肉炎の特徴

歯垢が増えたことによって歯肉に炎症が起こり、赤く腫れている段階です。歯磨きをしたとき、固い物を噛んだときなどに出血をすることがあります。歯肉炎の段階では、痛みはなく、ブラッシングの励行や専門的口腔ケア（Part２第５章１参照）によって健康な歯に回復する可能性があります。

（2）歯周炎の特徴

歯肉炎の炎症が進行し、歯と歯肉の境目が広がり、歯周ポケット（第２章２参照）が４～６mm程度形成された段階です。歯肉が退縮して歯が長く見えたり出血が起こりやすくなったりします。歯周炎の段階では、治療をしても完全に健康な状態に戻ることはなく、場合によっては歯科外科治療が必要なこともあります。

歯周炎の炎症がさらに進行し、歯周ポケットが深くなった段階では、骨（歯槽骨）が徐々に減り、歯を支える部分が消失していきます。

一度破壊された歯槽骨や引き下がった歯肉は、再生されません。★

★ただし、最近では、歯周炎からの回復についても、歯周外科治療や歯周組織再生療法などといった研究が進んでいます。

（3）歯周病の症状

歯周病の症状には個人差がありますが、主に次のようなものがあげられます。

・起床時口中がネバネバする
・歯茎が腫れる
・歯磨きをしたり食べ物を噛むと歯肉から血が出る
・口臭がする
・歯根が露出してくる
・歯間の隙間が大きくなったり、食物がはさまる
・かたいものが噛みにくい

上記のうち、当てはまる症状が少なければ症状が軽いとはいえません。また、本人が自覚するのは難しいということも多くあります。

3 ■ 歯周病と全身状態

歯周病は、全身の状態に影響を与え、さまざまな病気を引き起こします。

歯周病が全身に疾患・病気を引き起こす過程は、大きく２つのケースに分けられます。

１つは、非常に強い毒性をもった歯周病菌が血管に入って**菌血症となり、臓器に直接影響を与える**ケースです。心疾患、動脈硬化、誤嚥（ごえん）性肺炎などの疾患が該当すると考えられています。

もう１つは、歯周病による慢性的な炎症によって発生す

（※）Ⅱ型糖尿病（図表3-5）
インスリンの分泌低下や血糖降下作用が低下して起こる糖尿病です。成人に多く発生し、日本では糖尿病の95％以上がⅡ型糖尿病です。

図表3-5　歯周病の全身への影響

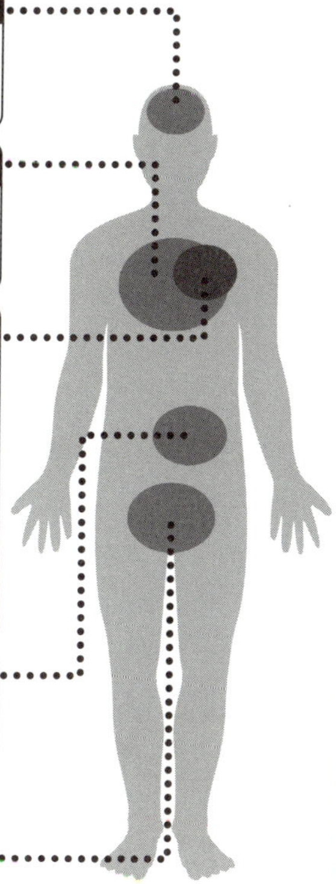

脳

認知症
歯周病予防による動脈硬化リスクの低減が認知症の予防になります。

肺

誤嚥性肺炎
誤嚥によって歯周病菌が肺に入り、肺炎を引き起こします。

心臓

虚血性心疾患
血液で心臓に運ばれた歯周病菌が血管に血栓を形成し､虚血性心疾患のリスクが高まります。

心内膜炎
心臓の弁に歯周病が感染して起こることがあります。

心筋梗塞
死亡した患者の冠状動脈から歯周病菌が検出された例もあります。

膵臓（すいぞう）

糖尿病
糖尿病の第6番目の合併症といわれ、発病・重篤化した歯周病が慢性炎症となり、Ⅱ型糖尿病(※)を悪化させます。

子宮

早期低体重児出産
歯周病菌の炎症により生み出される物質が、胎児の早産や低体重児出産のリスクを高めます。

全身

肥満
歯周病菌が肝臓と脂肪組織に脂肪を沈着させるため、過食でなくても太りやすい体質をつくり、肥満となります。

癌
歯周病により癌のリスクが高まる可能性があります。

インフルエンザ
歯周病菌の生み出す内毒素により、ウイルスに感染しやすくなり、インフルエンザに罹患しやすくなります。

エイズ
歯周病菌がエイズウイルス（HIV）を活性化させ、エイズ発症につながる可能性があります。

骨

関節リウマチ
歯周病治療により、関節リウマチの症状が改善した例もあります。

骨粗鬆症（こつそしょう）
患者の大部分は歯周病にかかりやすく、重症化しやすい傾向があります。

血管

バージャー病(※)
患者の大部分は、患部の血管から歯周病菌が検出されています。

動脈硬化症(※)
患者の大部分は、患部の血管から歯周病菌が検出されています。

る**特殊なタンパク（サイトカイン）が影響する**ケースです。サイトカインは、免疫や代謝などさまざまな生命活動と深く関わっています。サイトカインが異常に増えると、身体に病気を引き起こします。サイトカインが強く関与している代表的な疾患が糖尿病です。歯周病によって大量に発生したサイトカインが、インスリンの機能を遮断し（インスリン抵抗性をもち）糖尿病を引き起こします。

（※）バージャー病（図表3-5）
手足の血管が詰まり、悪化すると足趾（そくし）または膝下での切断に至ることもある原因不明の病気です。厚生労働省により特定疾患として指定されています。

（※）動脈硬化症（図表3-5）
血管内壁が厚くなって血液が正常に流れなくなり、血栓ができます。

4 口腔内に起きる疾患 ③口内炎・口腔乾燥症・口腔カンジダ症

1 ■ 口腔内粘膜に起きる疾患

口腔内の粘膜に起きる疾患を総称して、口腔粘膜疾患と呼びます。

口腔内に起きる疾患のうち、歯や舌の異常は比較的発見しやすく、症状もはっきりしています。一方、口腔を覆っている粘膜に起きる疾患は、専門家でもなかなか鑑別が難しいものです。

2 ■ 口内炎とは

口腔内の粘膜に起きる炎症を総称して、口内炎と呼びます。口内炎になると、患部の痛みや口臭、発熱などの症状が現れます。

（1）口内炎の原因

口内炎の原因には、ウイルスや細菌への感染、風邪や過労などによる免疫力の低下、義歯の不適合などがあります。ただし、原因不明の口内炎も少なくありません。

なお、食事の際などに誤って口腔内の粘膜を噛んでしまい、傷跡が口内炎になることもあります。

（2）口内炎の症状

口内炎には、同時に複数の箇所に発生する多発性のものと、同じ箇所に繰り返し発生するものがあります。他の病気と関連することもあるため、医師の治療を受けることが必要です。特に、同じ箇所に発生して、いつまでも治癒しないものは、口腔粘膜の癌のおそれもあります。

（3）口内炎の対策

口内炎は、通常、1週間程度で治癒します。歯科を受診すると、弱いステロイドの入った塗り薬を処方されることもありますが、効果は限定的です。★

なお、癌など他の病気をともなった口内炎の場合、殺菌成分の入った含嗽（がんそう）剤（うがい薬）の使用には、医師や歯科医師の指導が必要です。

★近年では、口内炎の治療にEr:YAGレーザーという非常に安全性の高いレーザーも使われるようになりました。ただし、治療ができる病院は、まだ多くありません。

3 ■ 口腔乾燥症とは何か

口腔内の粘膜が乾燥する疾患を、口腔乾燥症と呼びます。口腔乾燥症は、唾液の分泌量が減ることによって引き起こされます。

（1）口腔乾燥症の原因

口腔乾燥症の原因には、糖尿病、自律神経失調、ストレスなどがあります。また、服用している薬の副作用なども、唾液分泌量を減らす原因となります。

（2）口腔乾燥症の症状

口腔乾燥症の症状には、咀嚼（そしゃく）や嚥下（えんげ）の機能低下、舌の痛み、味覚障害、ウ蝕（しょく）（虫歯）の多発、義歯装着時の痛みなどがあります。

（3）口腔乾燥症の対策

口腔乾燥症の治療は、原因によって異なりますが、多く

（※）人工唾液
唾液の機能を代用する噴霧薬で、吹き入れて口腔内を潤します。

（※）ヒアルロン酸
保湿作用があり、口腔乾燥症の改善が期待できます。

の場合、人工唾液（※）を用いて口腔内を潤します。そのほか、含嗽剤（うがい薬）やヒアルロン酸（※）の入った歯磨剤（歯磨き粉）も応用できます。また、内服薬を用いることもあります。なお、乾燥への処置として、水分補給を頻繁に行うことも有効です。

口腔内の乾燥は、目視でも判別できます。唾液分泌量を測るのであれば、次の数値が目安となります（成人の場合）。

・安静時の唾液分泌量……15分間当たり1.5mL以下
・刺激★時の唾液分泌量…10分間当たり10mL以下

★唾液腺マッサージで刺激を与えます。

口腔乾燥症が疑われるときは、他の病気と関連することもあるため、歯科や内科の診察を受けることが必要です。

なお、義歯の装着を突然痛がるようになった場合も、口腔乾燥症が疑われます。その際にも、歯科の受診へと橋渡しをしますが、歯科医師には、「入れ歯を痛がっている」と伝える必要があります。「入れ歯が合わなくなった」と伝えると、義歯の修理・調整を選択されてしまうおそれがあるためです。介護を受ける人の**症状を歯科医師や医師に正確に伝える**ことは、介護口腔ケア推進士の重要な役割の１つです。

4 ■ 口腔内の微生物による感染

病気の原因となる微生物を、病原性微生物と呼びます。細菌（虫歯菌、歯周病菌、大腸菌、結核菌など）、真菌（リケッチア、クラミジア、カンジダ菌など）、アメーバ、ウイルス（※）などが含まれます。

（※）ウイルス
ウイルスは、感染先の細胞でのみ増殖するもので、厳密には微生物ではありません。しかし、通常、病原性微生物の対象として扱います。

口腔内には、口腔内常在菌と呼ばれる細菌が普段から存在しています。唾液により水分が豊富であることから、細菌が住みやすく、病原性微生物も多く存在する場所です。

口腔ケアを行っているときは、歯磨きで取れた汚れや唾液が口腔の周りに飛び、あわせて病原性微生物も飛び散ります。おおよそ口元から半径20cmが、飛び散りやすい範囲といわれています。飛び散った病原性微生物が原因となって、介護をする人が感染したり、介護をする人を通してさらにほかの人に感染するおそれもあります。

（1）口腔カンジダ症への感染

口腔カンジダ症は、免疫力が低下したときなどに、口腔内常在菌の一種であるカンジダ菌が口腔内の粘膜にカビのように付着する疾患です。AIDS（エイズ）などで免疫不全となったときにも発症します。

（2）感染への対策

口腔ケアの際には、感染予防を心がける必要があります。使い捨ての手袋やマスク、防護メガネなどを使用するとよいでしょう。また、口腔ケアが終了したら、手洗いやうがいを行い、使用した防護メガネなどの器具もよく洗って保管しましょう。

5 口腔内に起きる疾患 ④口腔内粘膜・その他の疾患・口臭症

1 ■口腔内粘膜のその他の疾患

（1）扁平苔癬

扁平苔癬（たいせん）は、頬が突っ張る、しみる、引きつる、噛んだような違和感などの症状が見られる疾患です。原因は不明で、確実に完治させる方法は見つかっていません。症状によっては、医師に相談しましょう。

（2）白板症

白板症は、舌の裏側や頬粘膜に見られ、触れるとざらざらした感触がしたり、反対になめらかな感触がしたりとさまざまです。粘膜に白斑が見られます。症状を発見した際は、すぐに医師に相談しましょう。

2 ■口臭症

口臭とは、口腔から発散される不快な臭い全般を指します。このうち、病的なものを口臭症と呼びます。

ひとくちに口臭症といっても、内容・原因はさまざまです。口臭症が疑われるときは、広い視野で対処する必要があります。

（1）口臭症の症状

口臭症は、真性口臭症、仮性口臭症、口臭恐怖症の３つに大別できます。このうち、**実際に口臭があるのは、真性**

口臭症のみです。仮性口臭症と口臭恐怖症は、心因性の口臭症です。

真性口臭症は、さらに、**生理的口臭**と**病的口臭**とに分類されます。

生理的口臭は、日常生活で起こる範囲の口臭です。具体的には、起床時、空腹時、緊張時、月経時など唾液の分泌量が少ないときに起こります。

病的口臭には、舌苔（ぜったい）やウ蝕（しょく）（虫歯）、歯周病など口腔内の症状・疾患で起こる口臭と、糖尿病や肝疾患、腎疾患など口腔外の疾患で起こる口臭があります。

（2）口臭症の対策

真性口臭症のうち、生理的口臭は、生理的なことが原因ですから、治療の必要はありません。病的口臭は、口臭の原因となっている疾患を治療していきます。

口臭を防ぐためには、口腔内の食渣（しょくさ）（食べかす）や義歯の汚れなど臭気を発散する原因をブラッシングで取り除きます。なお、仮性口臭症や口臭恐怖症の人に対しても、口臭測定検査（※）や治療が必要です。介護を受ける人が、「自分の口は臭い」と繰り返し訴えているときは、「臭くないから大丈夫ですよ」となぐさめて終わらせてはなりません。口臭が出ていないことを科学的に明らかにしたうえで、本人がなぜ自分の口を臭いと思い込んでいるのか、原因をよく調べ、心理的ケアを行う必要があります。

（※）口臭測定検査
口臭の原因とされる物質を検出し数値化する検査です。結果をランクに分けて口臭の強さを判定します。

6 口腔内に起きる疾患 ⑤誤嚥性肺炎

1 誤嚥性肺炎とは何か

がん（悪性新生物）、心疾患、脳血管疾患は、三大疾病と呼ばれ、日本人の死亡原因の上位３位を占めてきました。厚生労働省の「平成24年 人口動態調査」によると、2012年には、脳血管疾患に代わり肺炎が死亡原因の第３位となっています。

肺炎による死亡者の約95%が65歳以上の高齢者であり、90歳以上の死亡原因では、**肺炎が第２位**となっています。高齢者に起きる肺炎は、多くの場合、口の中の細菌が肺まで到達し、炎症を引き起こすことが原因です。口の中の細菌は、誤嚥（ごえん）(※)によって気管の中に入り込みます。これを誤嚥性肺炎と呼びます。

(※) 誤嚥
食事の際に食道に入るべき食べ物・飲み物が気管の中に入ったり、唾液・痰が気管の中に入ることを誤嚥といいます。

2 誤嚥性肺炎の原因

脳血管障害（脳梗塞（こうそく）、脳内出血）やパーキンソン症候群、アルツハイマー型認知症の場合、嚥下（えんげ）障害があり、肺炎を起こしやすくなります。脳血管障害のある人や鎮静剤などの向精神薬(※)を服用している人は、熟睡しているときに胃液が肺の中に入る不顕性（ふけんせい）誤嚥を起こすことがあります。

一度飲み込んだ物が胃から食道に逆流し、さらに気管へと流れ込んで起きることもあります。同様に、嘔吐（おうと）したときに吐き出したもの（吐瀉物（としゃぶつ））が気管へと流れ込んで起きることもあります。

(※) 向精神薬
中枢神経系に作用し、精神の状態に影響を与える薬物の総称です。

健常な場合でも誤嚥は起こりますが、吐き出そうとする反応（むせ）が起こり、誤嚥した物を気管から出すことができます。また、誤嚥により口腔の中の細菌が気管や肺に入り込んでも、体力や抵抗力・免疫力があれば細菌に感染することがないため、影響は受けません。

反対に、加齢や脳の病気などで嚥下機能が低下し、誤嚥した際のむせといった反応も鈍くなり、体力・抵抗力・免疫力も低下している人は、細菌性の肺炎にかかる危険度が高いのです。

（1）むせの理由

むせとは、食べ物や飲み物が気管に入らないように防ぐための体の防御反応の１つです。気管と食道は隣り合わせにあり、誤って食べ物や飲み物が気管に入ると、窒息や肺炎の原因にもなります。このため、気管の入口に食べ物や飲み物が入りそうになると、体の自然な反応でむせが起こり、気管に入らないようにするのです。

つまり、むせは、**誤嚥に対する正常な生理反応**であり、健常であれば自然に行われる反応です。むせの原因には、次のようなものがあります。

・食べる・飲み込む能力と食事が合っていない
・飲み込みの反射が弱い、反射のタイミングが悪い
・食べる・飲み込むために必要な筋肉の動きが弱い
・噛む力が不足している
・舌の運動と力が弱い

高齢になると、特に疾患がなくても、全身の筋肉が衰え、さまざまな運動の反射も鈍くなっていきます。飲み込みにかかわる筋肉や反射も低下し、むせの反応も低下します。咳き込んでも、気管に入った食べ物・飲み物を吐き出せず、誤嚥する危険性があります。

（2）口腔ケアの必要性

日常の歯磨きや入れ歯の清掃・手入れなどを行っていない場合や不十分な場合、口腔内で細菌が繁殖を続けています。口腔内を清潔にすることで細菌を減らし、誤嚥性肺炎のリスクを低減させることができます。

誤嚥性肺炎の原因となる細菌のほとんどは、口腔内の衛生状態が悪化することで増加します。**図表3-6**のとおり、**約42％が歯周病に関係する細菌**です。

（※）ポルフィロモナス・ジンジバリス
嫌気性で、酸素濃度が低いところで繁殖します。口腔内では、歯と歯肉の間の隙間（歯周ポケット）に多く住みつきます。

図表3-6　誤嚥性肺炎の原因となる細菌

細菌種		検出例数
歯周病原性細菌グラム陰性嫌気性細菌	ポルフィロモナス・ジンジバリス（※）などの小桿菌	42
	フゾバクテリウムヌクレアータム	18
嫌気性口腔内グラム陽性球菌		39
好気性口腔内グラム陽性球菌		10
好気性グラム陰性桿菌群		22
嫌気性グラム陽性桿菌		16
その他		15

口腔ケアの目的の１つは、誤嚥性肺炎の原因となる**細菌を繁殖させないこと**です。口腔内が清潔であれば、誤嚥が起きても誤嚥性肺炎は予防できるのです。

COLUMN

高齢者施設における口腔ケアの必要性

1999年に世界五大医学雑誌『ランセット』に、米山正義先生が論文「口腔ケアによって誤嚥性肺炎が予防できる」を発表しました。これは特別養護老人ホームにおいて2年間にわたり入所者の「発熱」、「肺炎発症」「肺炎による死亡者」の数と専門的口腔ケアを行った場合の関係をまとめたものです。この論文以降口腔ケアの重要性が理解され、認知されるようになったと云っても過言ではありません。

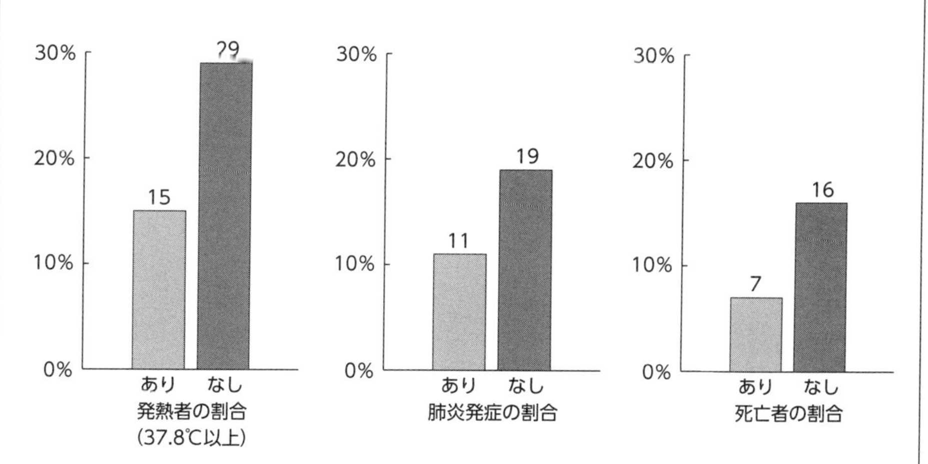

口腔ケア実施の有無別、発熱・肺炎発症・死亡の状況（2年間）
YoneyamaT. et al: Oral care and pneumonia. lancet. 354: 515, 1999.

口腔ケアと誤嚥性肺炎の予防

PART 1 第3章●演習問題

問1 **歯垢・歯石・舌苔の発生について、正しいものの組み合わせはどれか。**

A　歯垢は食渣（食べかす）の塊である。
B　歯石は歯垢が石灰化したものである。
C　舌苔と歯垢は同じものである。
D　歯垢の40～50%が細菌である。
E　舌苔は全身の状態を反映して現れる。

①**A、C**　②**B、E**　③**C、D**　④**D、E**　⑤**A、E**

解答欄

問2 **ウ蝕（虫歯）について、誤っているものはどれか。**

A　細菌が歯髄に達すると毒性が少なくなる。
B　ウ蝕（虫歯）の原因となる細菌は、虫歯菌と呼ばれる。
C　ウ蝕（虫歯）のなりやすさには個人差がある。
D　砂糖（ショ糖）の摂取は虫歯菌の繁殖につながる。
E　虫歯菌は毛細血管に侵入し他の病気を引き起こすことがある。

①**A**　②**B**　③**C**　④**D**　⑤**E**

解答欄

問3 歯周病と全身疾患について、誤っているものはどれか。

A 強い毒性を持った歯周病菌は血管には入らない。
B 心疾患、動脈硬化、誤嚥性肺炎などは歯周病菌によっても引き起こされる。
C 歯周病の治療で関節リウマチが改善されることもある。
D 歯周病と糖尿病は密接な関係にある。
E 歯周病予防は認知症予防にもなる。

①**A** ②**B** ③**C** ④**D** ⑤**E**

解答欄

問4 口内炎・口腔乾燥症・口腔カンジダ症・口臭症について、誤っているものはどれか。

A 口内炎の原因には、ウイルスや細菌の感染、免疫力の低下、義歯の不適合がある。
B 口内炎は口腔内の粘膜が乾燥する疾患である。
C 口腔カンジダ症は口腔内粘膜にカンジダ菌が付着して起こる。
D 口臭の原因には、口腔内の食渣（食べかす）や義歯の汚れがある。
E 口腔内で起こる口臭のほか、糖尿病や肝疾患、腎疾患による口臭がある。

①**A** ②**B** ③**C** ④**D** ⑤**E**

解答欄

問5 **誤嚥・むせと誤嚥性肺炎について、誤っているものはどれか。**

A　むせは誤嚥に対する正常な生理反応である。
B　高齢になるとむせの反応が低下する。
C　誤嚥性肺炎は、口の中の細菌が肺まで達して炎症を引き起こすことで起きる。
D　体力や抵抗力がある人ほど誤嚥性肺炎にかかりにくい。
E　嚥下機能が低下した人ほど誤嚥性肺炎にかかりにくい。

①**A**　②**B**　③**C**　④**D**　⑤**E**

解答欄

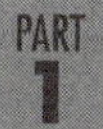

第3章●演習問題　解答と解説

問1

解答　→　② (B、E)

解説
A　歯垢は、大部分が細菌の塊です。
B　歯石は、歯垢が唾液中の無機質の物質と細菌などが関与して石灰化したものです。
C　舌苔は、口腔内の脱落上皮や食渣（食べかす）などからできています。一方、歯垢は大部分が細菌の塊であるため、舌苔と歯垢は異なるものです。
D　歯垢の70～80%が細菌であり、残りの20～30%が細菌間を埋める基質です。
E　舌苔は全身の状態を反映して現れます。舌苔の色に特徴のある疾患は、ある程度判定ができます。

問2

解答　→　① (A)

解説
A　初期のウ蝕（虫歯）の段階では細菌の毒性は弱く、歯髄に達すると非常に強くなります。
B　ウ蝕（虫歯）の原因となる細菌は、ミュータンス菌やラクトバチラス菌などの虫歯菌です。
C　歯の質には個人差があり、ウ蝕（虫歯）になりやすい人となりにくい人がいます。また、ウ蝕（虫歯）になりやすい人でも、日々の口腔ケアよって歯の健康を保つことができます。
D　砂糖（ショ糖）は、虫歯菌の繁殖につながりやすい食品であり、口腔内に残っているとウ蝕（虫歯）のリスクが高まります。
E　虫歯が進行し歯髄の近くまで溶け始め炎症を起こした段階（C3）になると、歯髄炎・歯根膜炎が引き起こされ、さらに、虫歯菌が口腔内の毛細血管に侵入して他の病気が引き起こされることもあります。

問3

解答　→　① (A)

解説
A　歯周病菌は毛細血管から体内に入り、さまざまな疾患を引き起こします。
B　心疾患、動脈硬化、誤嚥性肺炎などはさまざまな要因によって引き起こされ、原因の１つとして歯周病菌があります。
C　歯垢除去などの治療により、腫れや痛みといった関節リウマチの症状が改善されることがあります。
D　歯周病による慢性的な炎症によって発生するサイトカインという特殊タンパクがインスリンの機能を遮断し、糖尿病を引き起こします。
E　歯周病予防による動脈硬化リスクの低減が、認知症の予防になります。

問４

解答　→　②（B）

解説　A　口内炎の原因には、ウイルスや細菌の感染、免疫力の低下、義歯の不適合のほか、口腔内の粘膜を噛んだ傷跡が口内炎になる外傷性口内炎がありますが、原因不明のものもあります。

B　口腔内の粘膜が乾燥する疾患は、口腔乾燥症と呼ばれます。

C　カンジダ菌が口腔内の粘膜にカビのように付着することで、口腔カンジダ症が引き起こされます。

D　口腔内の食渣（食べかす）や義歯の汚れによる口臭を防止するためには、ブラッシングなどの口腔ケアを行うことが大事です。

E　口腔内で起こる口臭のほか、糖尿病や肝疾患、腎疾患による口臭があり、口臭からさまざまな病気がわかります。

問５

解答　→　⑤（E）

解説　A　むせは身体の自然な反応であり、むせて食べ物や飲み物が気管に入らないように防御しています。

B　高齢になると、特に全身の筋肉や運動能力が衰えて、むせ反応が低下します。

C　誤嚥とは、食道に入るべきものが気管の中に入ることです。誤嚥によって細菌などが気管に入り、細菌が肺まで達して炎症を引き起こすことで誤嚥性肺炎が起きます。

D　体力や抵抗力がある人ほど細菌に感染するリスクが小さく、誤嚥性肺炎にかかりにくいといえます。

E　嚥下機能が低下した人ほどむせの反応も鈍くなり、誤嚥して細菌性の肺炎にかかりやすくなります。

第4章

口腔ケアの実際

1 口腔ケアの準備と手順★

★介護口腔ケア推進士は、歯科医師法および歯科衛生士法（第４章１参照）の歯科医業を行えないことに注意しながら、口腔ケアを行います。たとえば、口腔ケアの際に出血が認められるなど口腔内に疾患や異常が認められる場合は、主治の歯科医師等にすぐに相談しましょう。

1 ■ 口腔ケアの準備

実際に口腔ケアを始める前には、ケアを受ける人の口の開きの状態、口唇の状態、歯の状態などを観察し、相手に合った道具を選ぶ必要があります。よく使用する道具には、綿、ガーゼ、口腔ケア用スポンジ、歯ブラシ、舌（ぜつ）ブラシ、スポンジブラシ、保湿剤、歯磨剤、洗口剤などがあります。

清潔な環境で口腔ケアを行うためには、伸びた爪を切り、手洗いを行います。また、ビニール手袋、マスク、エプロンなどを着用します。

2 ■ 口腔ケアの手順

口腔ケアを始めるまでの手順は、次のとおりです。

①顔色を見る
②口のにおいを確認する
③顎から顎下に触れる
④下まぶたを観察する
⑤呼吸の変化を観察する
⑥脈を測る
⑦ケアの姿勢をとる
⑧口の中を見る
⑨義歯を外す

以下、それぞれについて説明します。

（1）顔色を見る

まず、介護を受ける人と目線を合わせます。次に、顔色をよく観察します。異常に赤い、青白い、土色になっているなどの変化には注意しましょう。

熱があると赤くなり、貧血や体力が消耗していると青白くなります。土色に変化しているときは、内臓に異常があるサインの場合もあります。

（2）口のにおいを確認する

会話を通じて相手の口のにおいを確認します。いつもより口臭が強くないか、すえたにおいが強くないかといったことに注意します。相手が口臭を気にしていたり、口臭に気がついてショックを受けることもありますので、相手に配慮することが大切です。

（3）顎から顎下に触れる

相手の顎から顎下までを、なぞるように触れてみましょう（**図表4-1**）。

図表4-1　顎から顎下までの触れ方

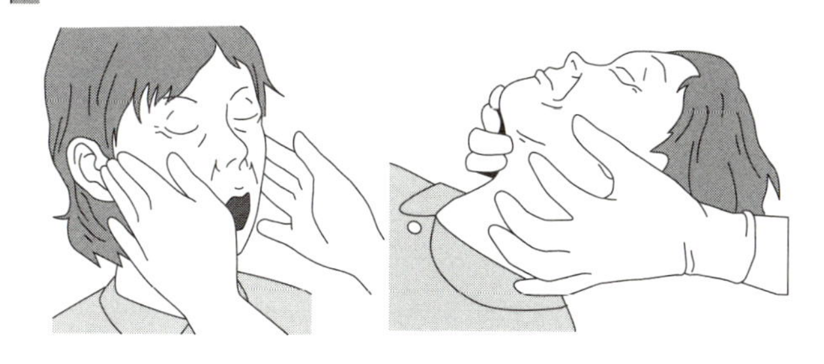

介護口腔ケア推進士は、医療の専門家ではありませんから、細かい診断が目的ではありません。腫れや出っ張りはないか、触れたら痛みを訴えないかなどのポイントのみを

把握します。たとえば、顎の下に大きなしこりがあって、触れると痛むようであれば、歯や歯肉、あるいはリンパ腺（せん）に異常があるサインの可能性があります。

（4）下まぶたを観察する

目の下の皮膚を引いて、下まぶたの裏を見てみます。たとえば、白く血の気がないようなときは、出血や貧血のおそれがあります。赤く腫れたようなときは、感染症などのおそれがあります。

（5）呼吸の変化を観察する

相手に大きく息をしてもらいます。喘息のような音（喘（ぜん）鳴（めい））が聞こえたり、苦しそうな呼吸、あるいは大きく息が吸えないなどの変化に注意が必要です。

正常の場合、呼吸は１分間当たり16～20回です。★

★バイタルサインの正常値
成人の場合、体温および血圧の正常値は次のとおりです。
・体温：36.0～36.9℃
・血圧：収縮期血圧140mmHg未満／拡張期血圧90mmHg未満

（6）脈を測る

相手の手首に触り、脈を測ります。**図表４-２**のように、３本の指を当てます。

図表４-２　脈の測り方

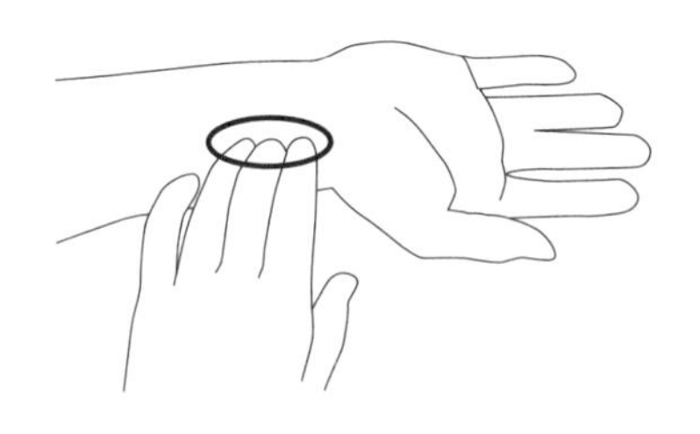

まず、脈の強弱を確認します。楽器の弦（げん）を弾いたように跳ねる強い脈か、水中に沈んだように弱い脈かを確認します。次に、脈の回数を確認します。正常の場合、１分間当た

り60〜70回ですが、極端に多い（速い）または少ない（遅い）ときは、何らかの異常があるサインの可能性があります。

最後に、脈のリズムを確認します。均等に打っていれば問題はありませんが、途切れるまたは急に速くなるなどのリズムの乱れは、不整脈の疑いがあります。異常が認められる場合は、主治の医師や歯科医師等にすぐに相談しましょう。

（7）ケアの姿勢をとる

相手の重症度によって、ケアの際の姿勢が変わってきます。しかし、原則は、介護を受ける人と介護を行う人とが、お互いに安全かつ安楽の姿勢を取ることです。

相手が寝たきりの人であっても、ベッドに起き上がれるようであれば、対面に近い状態になって相手と接します（**図表4-3**）。

図表4-3　基本的なケアの姿勢

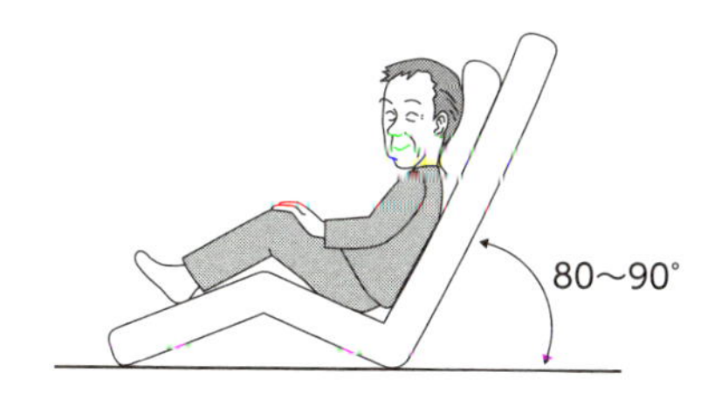

（8）口の中を見る

まず、相手に軽く口を開いてもらい、口角と上下の唇に薄くワセリン（※）を塗布します。口角が乾燥して切れているような場合は、切れている部分全体にワセリンを塗布します。

そして、口角を軽く押すようにして、口の中全体を観察します。ミラー（※）で口角を支えるのも1つの方法です。

（※）ワセリン
石油から分離された非結晶性軟膏様物質であり、皮膚に塗る軟膏や化粧品に使用されます。

（※）ミラー
奥の見にくい部分を観察するために使います。

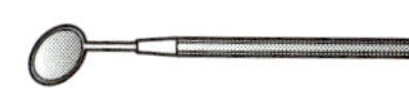

（9）義歯を外す

義歯が入っている場合は、相手に外すようお願いをします。その際、相手の義歯の扱い方を確認します。自分自身で義歯を管理できるかどうかも、今後の口腔（セルフ）ケアにとって、非常に大切なポイントになります。

相手が自分で義歯を外せない場合は、口腔ケアを行う人が外します。

義歯には、大きく総入れ歯（全部床義歯）と部分入れ歯（部分床義歯）の２種類があります。

①総入れ歯

総入れ歯の外し方は、**図表4-4**のとおりです。

図表4-4　総入れ歯の外し方

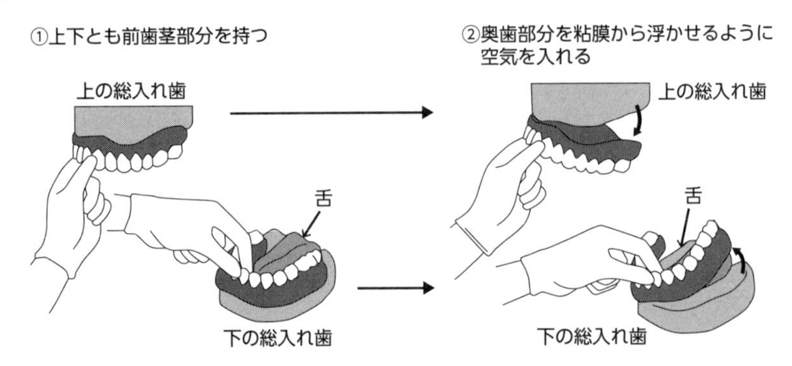

総入れ歯の人は、残っている歯がないため歯のケアは不要となります。ガーゼやスポンジで口腔内全体を清掃し、舌ブラシで舌の清掃をします。

②部分入れ歯

一般的な部分入れ歯には、歯で入れ歯を支えるためのクラスプという金具が付いています。クラスプは、しばしば歯に悪影響を与えます。クラスプと接触しているところに虫歯ができたり、クラスプと接触している歯が揺れてきたり、歯肉が腫れるなどします。なお、クラスプのない部分入れ歯もあります。

図表4-5　部分入れ歯の種類

①クラスプがあるもの

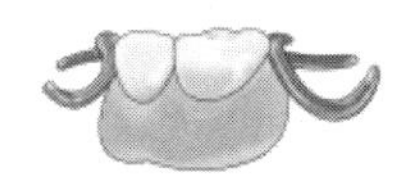

②クラスプがないもの

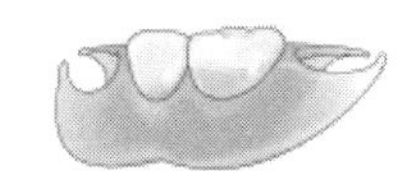

部分入れ歯は、クラスプを指先でつまむように持ち上げれば、簡単に外れます。ただし、クラスプが部分入れ歯の両側に付いている場合は、前後同時に持ち上げないと外れないこともあります。

総入れ歯の人とは異なり、部分入れ歯の人は歯のケアが不可欠となります。義歯のクラスプがあたる歯や、歯と歯または義歯と歯の間などは食渣（しょくさ）（食べかす）や細菌がたまりやすため、よく手入れをする必要があります。

COLUMN

部分入れ歯の金具

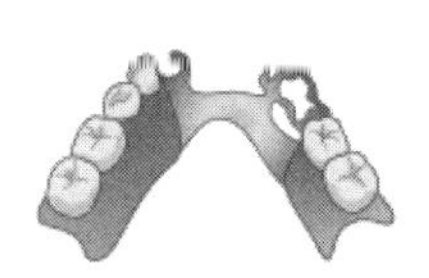

歯を抜いて入れ歯にしたら、次々に歯を抜かなければならなくなったという話をよく聞きます。それは、部分入れ歯の金具（クラスプ）に原因があります。クラスプの形は、何かに似ていると思いませんか。

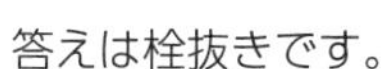

答えは栓抜きです。

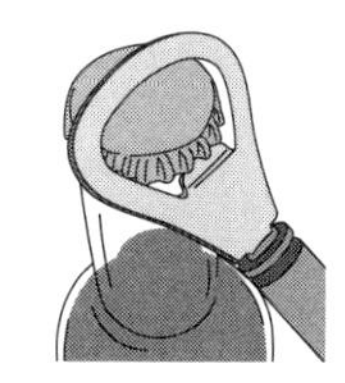

クラスプは栓抜きのような形で、歯を囲むようにして部分入れ歯を支えているのです。つまり、部分入れ歯を取り外すたびに、歯に栓を抜くような力が加わるのです。このため、クラスプが掛かる歯が弱くなっていくのです。

2 口腔ケア開始時の注意事項

1 ■ 口腔ケア開始の準備

（1）感染症予防

人間の皮膚には、数多くの細菌が生息しています。このうち、手指に生息する細菌数は、健常な人の場合、約４万から450万といわれています。感染を防ぐためには、口腔ケア前後の手洗い・うがいを徹底し、ビニール手袋・マスクを着用します。特に、手洗いと手袋の着用は必須です。

また、介護を受ける人のなかには、感染症にかかりウイルスを持っている人もいます。口腔ケアの際には、二次感染にも注意しましょう。

（2）手洗いの実施

水道水での単純な手洗いだけでは、十分に細菌を落とすことができません。石鹸や洗浄剤を併用し、正しい方法で手洗いを実施しましょう。

図表4-6　正しい手洗いの手順

①時計や指輪を外す。
②水道水で手首まで流す。
③石鹸や洗浄剤を手に付ける。
④手のひらをこすり洗いし、手の甲をもみ洗いする。
⑤指の間をもみ洗いし、親指を握り洗いする。
⑥手首をもみ洗いする。
⑦水道水で石鹸や洗浄剤を十分洗い流す。
⑧ペーパータオルで水分をよく拭き取り、乾燥させる。
※水道の蛇口などには、なるべく素手では触れない工夫をする。

(3) うがいの実施

うがいとは、含漱（がんそう）ともいい、口の中に水や洗浄剤を含み、口腔内や喉をすすいで吐き出すことです。

うがいの目的は、口腔内の洗浄や感染予防ですが、口腔内の保湿や喉の粘膜の保護などにも有効です。★

★うがいは、口腔周囲をはじめ、顔面の筋肉を使う行為であるため、口腔周囲筋のリハビリテーションとしても有効です。

図表4-7　うがいの種類

種類	目的法	方法
ブクブクうがい	食渣（しょくさ）（食べかす）の除去を行う。	口腔内の半分くらいの量の水・含嗽剤を口に含み、口を閉じ、左右の頬で空気と混ぜ合わせるようにする。
ガラガラうがい	口腔の奥に付着したほこりや細菌の除去を行う。	口腔内の半分くらいの量の水・含嗽剤を口に含み、含んだ水を喉の奥にため、呼気によって混ぜ合わせるようにする。

(4) ビニール手袋の着用

口腔ケアを行う人の手に傷口があると、傷口から細菌やウイルスが侵入するおそれがあります。侵入を防ぐためにビニール手袋を着用します。また、特に認知症の人の場合、口腔ケアの際に誤って噛まれる場合があり、安全のためにもビニール手袋を着用します。使用後のビニール手袋は、あまり汚れていなくても唾液が付着しています。感染を防ぐために、一度使用した手袋は捨てるようにしましょう。

(5) マスクの着用

細菌やウイルスは、口から出入りします。相手からの感染を防ぐばかりでなく、口腔ケアを行う人から相手への飛沫感染を防ぐためにも、マスクの着用を心がけましょう。特に、咳やくしゃみが出ているときは、マスクの着用が必要です。

3 義歯・口腔内の清掃

1 ■ 義歯の清掃

まず、義歯全体を水道水で軽く流し洗いします。粘りのある部分を中心に洗います。

次に、義歯に義歯用洗浄剤をつけて、もう一度流し洗いをします。その際、歯ブラシで、金具（クラスプ）など汚れやすい部分をよく磨きます。よほど固い歯ブラシでなければ、義歯に傷が付くことはありません。その際、使い古した歯ブラシが役に立ちます。

図表4-8　義歯の清掃

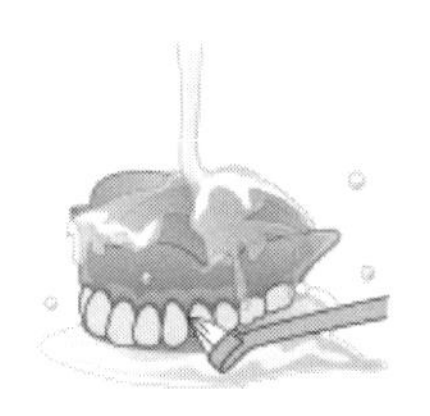

また、義歯用洗浄剤として、さまざまなものが使用できます（本章10参照）。ただし、いずれの洗浄剤も、義歯に付いた汚れを取ってから使用することが前提です。

2 ■ 口腔内の清掃

（1）口腔内清掃の基本

口腔ケアの基本は、歯ブラシによる清掃（以下、「ブラッシング」といいます）です。歯ブラシの使い方とブラッシング法については、本章6で詳しく説明します。

ブラッシング時に最も大切なことは、誤嚥させないことです。口腔内にたまった汚染物や、ブラッシングで落とした歯垢（プラーク）など、誤って飲み込むことがないよう外に出します。このため、ブラッシング時には、相手になるべく下を向いてもらい、口腔内に水分や汚れをためないようにします。ガーグルベースン[※]などに吐き出させ、素早くガーゼや口腔ケア用ウェットティッシュペーパーなどで口の周りを拭き取ります。しかし、介護の現場では、寝たきりで、頭部もほとんど動かせないという人もいます。この場合は、顔を横に倒して、片方の口角から水分や汚れを流し出させるような工夫が必要です。

（※）ガーグルベースン
頬に当てやすいよう縁がカーブした洗面器です。ベッド上などでうがいした水や、嘔吐した物を受けるのに使用されます。使い捨てのものもあります。

（2）ブラッシングの基本

ブラッシングの際は、歯の表面である歯冠部（第2章2参照）と、歯と歯肉の境目を意識します。小さめの歯ブラシまたはワンタフトブラシ（本章7参照）を使い、1本ずつ磨きます。

図表4-9 歯ブラシの当て方

①前歯の裏側	②歯と歯肉の境目
歯ブラシを縦に当てて磨く。	歯ブラシを45°の角度で当てて磨く。
③奥歯の裏側	④奥歯の咬合面
歯ブラシを90°の角度で当てて磨く。	歯ブラシを垂直に当て前後に磨く。

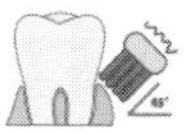

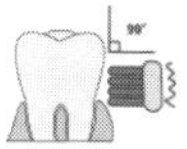

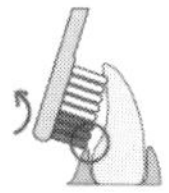

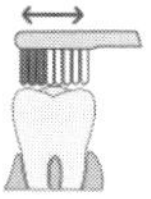

歯並びの悪いところ、歯冠（補綴物）の適合が悪いところなど、磨き残しやすい部位は、さらに丁寧に汚れを取ります。歯垢染色剤（本章７参照）を使用して歯垢を染め出し、磨き残しの場所を把握しておくのもよい方法です。

（3）補助器具による口腔内清掃

舌の清掃には、舌ブラシ、粘膜ブラシ、口腔ケア用スポンジ、カーゼ付き手袋など、さまざまな補助器具が使用できます。

舌の清掃にあたっては、口腔内の環境が変化すると舌苔も変化することを知っておく必要があります。

口腔内が清潔になり、高温になっていた状態が改善すると、舌苔も自然に薄くなり、舌の表面が正常に戻ります。したがって、舌苔を取り除くことより、口腔内の清潔を意識したほうがよいといえます。ただし、舌苔が異常に広がったり、食事への影響などが出ている場合には、舌ブラシでしっかりと取り除きます。舌の清掃には、歯ブラシを応用することもできます。しかし、歯ブラシの刷毛の形状や毛の硬さによっては舌を傷つけるおそれがあります。このため、舌の清掃には、舌ブラシが適しています（本章７参照）。

図表４-10　舌ブラシの使い方

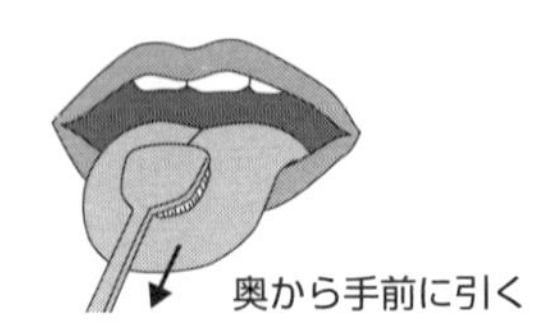

COLUMN

口腔ケアの自己評価

介護にあたり、一生懸命になって相手に接し、口腔ケアを行っていても、「本当に、相手の健康に役立っているのか」という不安を感じることもあるでしょう。そこで、口腔ケアの効果について、次の点を確認し、自己評価しましょう。

Check!

❶口臭の変化　OK／NG

対面観察をしたときに、口臭の変化に注意します。加齢などが原因となって多少の口臭はあるものですが、すえたにおいが残っているようであれば、まだ十分ではありません。

❷食べることへの意欲の変化　OK／NG

口腔ケアにより、摂食の改善が見られるかどうかも重要です。食欲が出てきたか、食べる量が増えたかなどを確認します。

❸舌の変化　OK／NG

口腔ケアにより、最初に改善するのは舌の状態といえます。舌の状態を継続して観察することが有効です。

❹歯肉の色の変化　OK／NG

歯の周囲が清潔になると、歯肉の色も改善します。いつまでも赤く腫れていれば、歯周病がある証拠です。ピンク色で締まった感じになれば、効果が出ているといえます。

❺義歯の状態　OK／NG

義歯が正しく使えているか、装着時に痛みはないか、清潔に手入れされているかなどを観察します。義歯の支えとなっている歯も含めて、快適度を評価してください。

❻相手とのコミュニケーション　OK／NG

介護口腔ケア推進士に最も大切なことは、相手との良好な人間関係を築くことです。率直に、しっかり評価してください。

4 適切な歯磨きの重要性

1 歯磨きによる効果

歯磨きの効果として、大きく次の３つがあります。

１つ目は、**心理的効果**です。歯についた汚れを落とすことで気持ちが爽やかになり、精神的健康の一助となります。

２つ目は、ウ蝕(しょく)（虫歯）や歯周病に対する**予防効果**です。ウ蝕（虫歯）も歯周病も、原因となる歯垢（プラーク）を日々の歯磨きによって適切に除去していれば、発症のリスクが低くなります。

３つ目は、ウ蝕（虫歯）や歯周病に対する**進行抑制効果**です。ウ蝕（虫歯）や歯周病に対する予防効果については、一般によく知られていますが、治療効果についてはまだ認知度が低い状況です。口腔ケアの意義として、介護や医療の現場から啓蒙していくことが大切です。

2 歯磨きによる進行抑制効果

（1）ウ蝕（虫歯）の進行抑制効果

歯磨きによって再石灰化作用（第２章４参照）が促され、ウ蝕（虫歯）に対する進行抑制効果が期待できます。

第３章２で述べたとおり、虫歯菌は、糖質を摂取することで酸を作り、その酸が歯のエナメル質や象牙質を溶かします。一方、唾液に含まれているカルシウムは、再石灰化作用により、歯の溶けた部分に沈着していきます。

歯垢を適切に日常的に取り除いていれば、再石灰化は順調に進みます。この意味で、歯磨きにはウ蝕（虫歯）の進行抑制効果があるといえます。

（2）歯周病の進行抑制効果

歯磨きによって、まず、歯周病の進行が抑制されます。

歯周組織にたまった歯垢を適切に日常的に取り除いていれば、歯周病の悪化を避けられます。また、歯磨きによる歯肉マッサージ効果で歯肉の毛細血管の血流がよくなり、歯周病による歯肉の腫れや出血が治まることもあります。

腫れや出血が治まるだけでは、歯周病が完治したことにはなりませんが、歯周病の症状の一部に対する進行抑制効果があるといえます。

3 歯磨きによるプラークコントロール

プラークコントロールとは、プラークつまり歯垢を除去するための行為全般を意味する言葉です。基本となる、歯ブラシを用いた日々の歯磨きに加え、音波歯ブラシや含嗽（がんそう）剤（うがい薬）、清掃補助用具などを併用し、より効率的に歯垢を除去していくことをいいます。

5 歯ブラシの構造と各部の特徴

1 歯ブラシの基本構造

現在、各メーカーからさまざまな形態の歯ブラシが発売されていますが、基本構造は**図表4-11**のとおりです。歯ブラシは、ヘッド（頭部）、ネック（頸部）、ハンドル（把柄部）、刷毛の大きく４つの部位で構成されます。

図表4-11　歯ブラシの基本構造

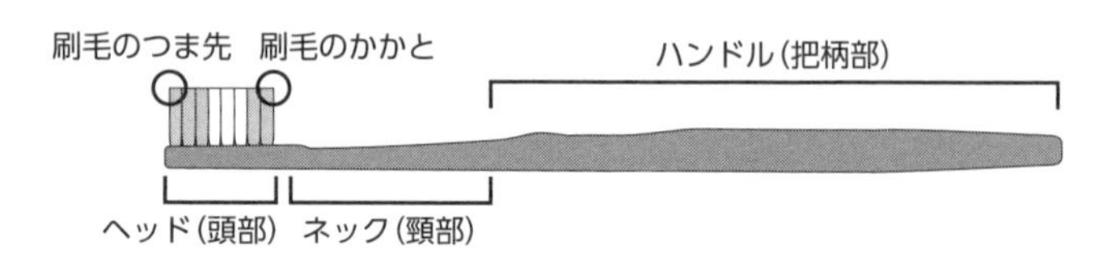

2 歯ブラシの各部の特徴

（1）ヘッド

近年ヘッドは、スリムヘッドと呼ばれる短い（小さい）タイプが主流になっています。奥歯までしっかり磨くためには、ヘッドの短いものを選ぶ必要があります。

（2）ネック

ネックには、ハンドル操作を滑らかにする役割があります。ネックの長さは、ヘッドが一番奥の歯まで届くよう設計されています。したがって、成人用歯ブラシと子ども用歯ブラシでは、ネックの長さが異なります。

（3）ハンドル

ハンドルの長さや太さ、形状には、さまざまなタイプがあります。ただし、歯磨きの効果に差はないため、各人が使いやすいと感じるものを選択しましょう。

（4）刷毛

刷毛は、形態、植毛パターン、硬さ、長さ、毛先の形状などにさまざまな違いがあります。各人の口腔の状態や清掃の目的に応じて使い分ける必要があります。

①形態

刷毛の形態には、**図表4-12**のような種類があります。しかし、同じ形態であっても、植毛パターンや毛先の形状などが異なるものもあります。

図表4-12　刷毛の形態

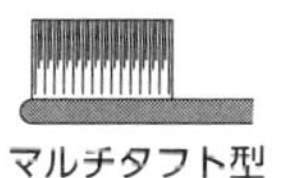
マルチタフト型

タフト型

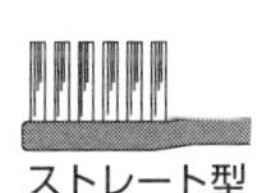
ストレート型

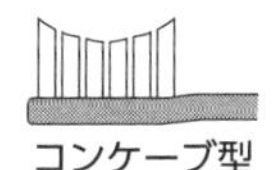
コンケーブ型

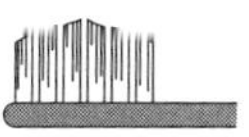
コンベックス型

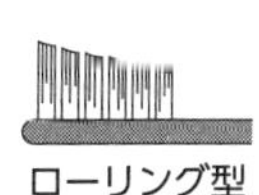
ローリング型

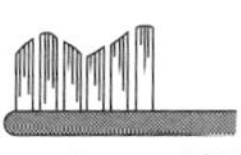
タフトエンド型

②植毛パターン

効率的に歯を磨くという点から考えたとき、まず着目すべきは、刷毛の植毛パターンです。

歯ブラシの植毛パターンには、**図表4-13**のような種類があります。このうち、最も効率的に歯垢除去ができるのは、**植毛パターンが3列の歯ブラシ**です。

図表4-13　刷毛の植毛パターン

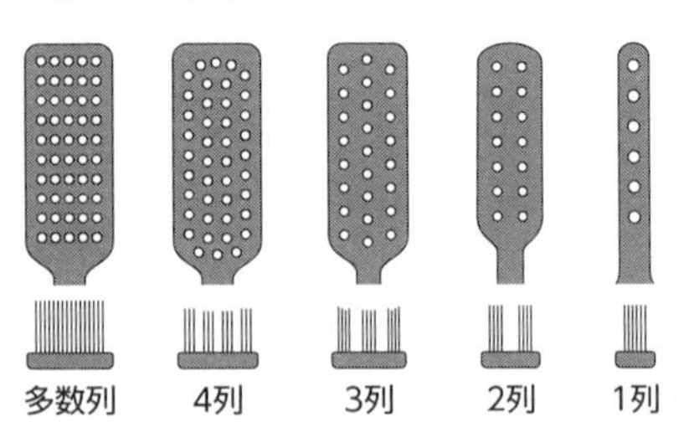

なお、一般に市販されている歯ブラシは、歯肉のマッサージ効果が高い植毛パターンが４列のものが多いです。４列のものは、毛先が互いに押し合い、歯の溝や、歯と歯の隙間に毛先が入りにくくなるという短所もあります。

一方、植毛パターンが２列や１列のものは、３列のものよりもさらに歯の溝や、歯と歯の隙間に毛先が入りやすくなります。しかし、マッサージ効果は低く、毛先が傷みやすい、力の加減が難しいといった短所があります。

植毛パターンが３列のものは、汚れを取るうえでも、歯肉をマッサージするうえでも、効率的であるといえます。残っている歯が少ない高齢者にとっても、乳歯しか生えていない子どもにとっても有効です。

③硬さ

刷毛の硬さには、「柔らかめ」「普通」「硬め」という３つの分類があります。刷毛の硬さの違いは材質の違いではなく、太さの違いです。

市販されている歯ブラシの刷毛は、95%以上がナイロン製で、柔らかめのものは毛が細く、硬めのものは毛が太く、普通のものはその中間の太さです。硬めのものは刷毛の脇腹を使うのに適していて、柔らかめのものと普通のものは、刷毛の毛先を使うのに適しています。

④長さ

刷毛の長さの違いは、歯磨きの効果に差はないといえます。ただし、成人は成人用の歯ブラシを使うべきであり、子どもは子ども用の歯ブラシを使うべきです。

子ども用の歯ブラシは、ヘッドが小さいため、成人にとっても奥歯を磨くときに適するように思えます。しかし、子ども用の歯ブラシは刷毛が短いため、成人の奥歯の溝や、歯と歯の隙間には毛先がしっかり届かないという短所があります。

⑤形状

刷毛の毛先の形状には、**図表4-14**のような種類があります。

図表4-14　刷毛の毛先の形状と加工の種類

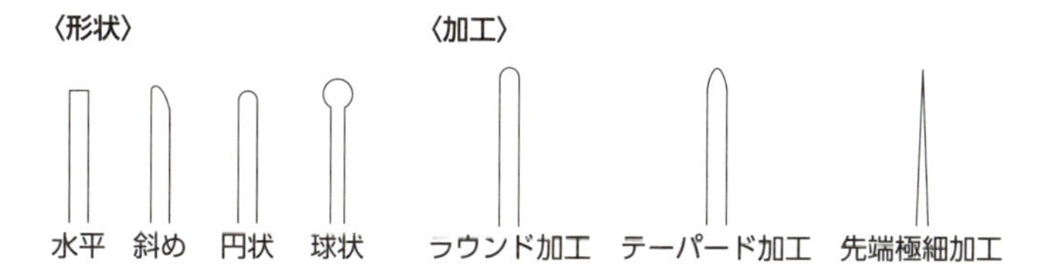

刷毛の毛先の形状の違いは、歯磨きの効果に差はないといえます。しかし、歯肉を傷つけにくいという観点から、市販の歯ブラシの多くが球状（ラウンド加工）または山切り（テーパード加工）となっています。

なお、先端極細加工の刷毛は、毛先が歯周ポケット（第２章２参照）に入りやすい反面、毛先が傷みやすいうえに、それに気づきにくいという短所があります。

以上により、奥歯までしっかり磨くためには、歯ブラシを選択するうえで、「短いヘッド」「刷毛の植毛パターンが3列」という２つが目安になります。

6 歯ブラシの取り扱いの基本

1 ■ 歯ブラシの持ち方

一般的な歯ブラシの持ち方には、ペングリップとパームグリップがあります（**図表4-15**）。

図表4-15　歯ブラシの持ち方

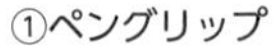

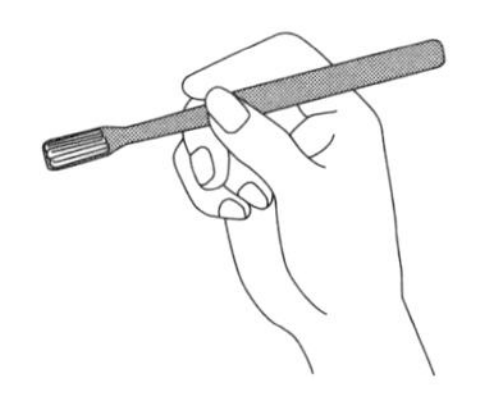

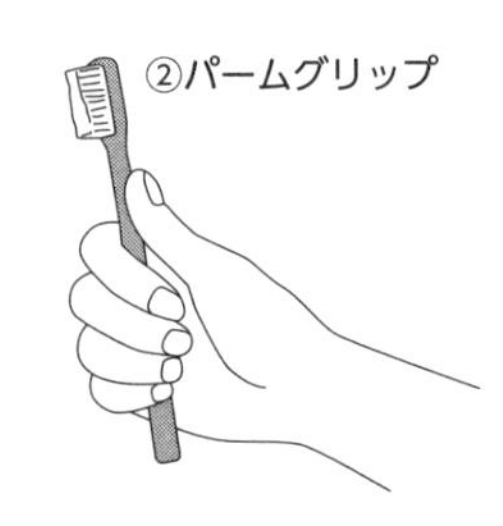

（1）ペングリップ

ペンを持つように、親指・人指し指・中指の３本の指だけでハンドルを持つ方法です。力の加減がしやすい★、毛先の位置を確認しやすいという長所があります。このため、口腔ケアを行う相手の歯の清掃には、ペングリップが適しています。

★歯磨きをする際に歯ブラシにかける圧力は、120～150ｇ程度がよいとされます。

（2）パームグリップ

手のひらでハンドル（把柄（はへい）部）を握る方法です。持ちやすい、操作しやすいという長所があります。

ただし、力が過度に加わりやすいという短所があります。パームグリップで歯磨きをするときは、特に、力の加減に注意します。力を過度に加えると、歯肉や口腔粘膜に傷がついたり、歯が摩耗したりといったリスクが高くなります。

2 ■ 歯ブラシの選び方

歯周病などで歯肉に腫れが出ているときには、植毛パターンが多数列（本章５**図表4-13**参照）で刷毛が柔らかい歯ブラシが適しています。しかし、このタイプの歯ブラシは、歯肉のマッサージにはきわめて有効ですが、歯垢を除去するには不十分です。

そこで、歯ブラシの使い分けが必要になります。たとえば、次のとおりです。

朝：植毛パターンが３列の歯ブラシ
→歯垢除去に重点を置いた歯磨き
昼：植毛パターンが多数列で刷毛の柔らかい歯ブラシ
→歯肉マッサージに重点を置いた歯磨き
夜：植毛パターンが１～２列の歯ブラシ
→奥歯の溝や歯と歯の隙間の清掃に重点を置いた歯磨き

あるいは、植毛パターンが多数列の刷毛が柔らかい歯ブラシで歯肉のマッサージをした後に、植毛パターンが３列の歯ブラシで歯垢を除去するといった、１回の歯磨きでの使い分けも有効です。

目的に応じて複数の歯ブラシを使い分けることで、より高い歯磨きの治療効果が期待できます。

3 ■ 歯ブラシの保管

使用した歯ブラシは、水道水でよく流し洗いをし、食渣（しょくさ）（食べかす）や歯磨剤が残らないようにします。流水で洗っただけでは落としきれない食渣や歯磨剤は、つまようじやデンタルフロス（本章７参照）を使って除去します。ま

（※）超音波洗浄機
小型の水槽に入れて、音波振動で汚れや細菌を取り除く装置です。

（※）紫外線殺菌装置
人工的に紫外線を出して殺菌する装置です。紫外線は高いエネルギーをもつ光であり、水中や空気中の細菌類を死滅させる力があります。

た、家庭用の超音波洗浄機（※）を用いれば、より効率的な歯ブラシの洗浄ができます。

洗浄した歯ブラシは、よく水気を切り、ヘッドを上にして風通しのいい場所に保管します。口腔カンジダ症（第３章４参照）などの感染症にかかっている人の場合は、紫外線殺菌装置（※）の付いた歯ブラシ除菌器を用いて、より徹底した除菌をする必要があります。

歯ブラシを不潔な状態にしておくと、口腔内の病気が起こるリスクが高くなります。誤嚥（ごえん）性肺炎などの呼吸系の疾患、食中毒などの消化器の疾患につながるおそれもあるため、歯ブラシの保管には十分な注意が必要です。

4■歯ブラシの交換

毛先が開いた歯ブラシは、歯の汚れを落とす効果が半減し、歯肉を傷つけます。歯ブラシの交換時期は、使用開始から１～２か月後が目安です。

毎日観察をして、毛先に傷みが確認できた際は、すぐに交換するべきです。なお、先端極細加工（本章５**図表4-14**参照）の歯ブラシは、毛先の傷みが早く、かつ、傷みに気づきにくいため、注意して観察し、早めの交換を心がけます。

5■ブラッシングの基本

（1）歯ブラシを使った歯磨きの方法

歯ブラシを使った歯磨き法（ブラッシング法）は、毛先を使うブラッシング法と、刷毛の脇腹を使うブラッシング法の２つに大別できます。

（2）毛先を使うブラッシング法

毛先を使うブラッシング法は、操作が簡単なものが多く、歯垢の除去効果も高いという長所があります。一方、刷毛の硬い歯ブラシを使っていたり、日常的に強い力で磨いていたりすると、歯の摩耗や歯肉の後退を招くという短所があります。

毛先を使うブラッシング法のうち代表的なものは、**図表4-16**のとおりです。

図表4-16 毛先を使うブラッシング法の例

種類	効果	
	歯垢除去	歯肉マッサージ
①水平法 毛先を歯面に90°に当て、水平（近遠心方向）に往復させる。	普通	劣る
②垂直法 毛先を歯面に90°に当て、上下に往復させる。	普通	劣る
③スクラッピング法（スクラブ法） 毛先を歯面に90°に当て、小刻みに加圧振動させながら、水平（近遠心方向）に1歯ずつ移動させていく。	普通	よい
④フォーズ法 毛先を歯面に90°に当て、唇側面（しんそく）では繰り返し円を描くように移動させ、舌側面（ぜっそく）では水平（近遠心方向）に往復させる。	普通	よい
⑤バス法 毛先を歯軸に対して45°に当て、歯頸部（しけい）や歯肉溝（しにくこう）を小刻みに加圧振動させながら、水平（近遠心方向）に1歯ずつ移動させていく。	よい	よい
⑥ブロッティング法 毛先を歯軸に対して45°に当て、歯肉溝を刺激するように上下に動かす。	よい	よい
⑦つまようじ法 下顎（かがく）の歯に対しては毛先を上に向け、上顎（じょうがく）の歯に対しては毛先を下に向け、歯と歯の間に毛先を押し入れていく。	よい	よい

図表４-16のうち、最も代表的なものは、③のスクラッピング法であり、通常の口腔ケアの介助に適しているといえます。

④のフォーズ法は、力の弱い人に向いている方法であり、高齢者や子どもにも適しています。また、⑦のつまようじ法は、歯周病のある人に有効な方法です。なお、⑤のバス法と⑥のブロッティング法は、集中的にブラッシングする方法であるため、ほかの方法を併用する必要があります。

（３）刷毛の脇腹を使うブラッシング法

刷毛の脇腹を使うブラッシング法は、歯肉のマッサージを中心的に行う方法で、歯周病の予防効果・治療効果が期待できるという長所があります。

図表４-17　刷毛の脇腹を使うブラッシング法の例

種類	効果	
	歯垢除去	歯肉マッサージ
①ロール法（ローリング法） 毛先を根尖（こんせん）に向け、刷毛の脇腹を歯肉に当て、毛先を根尖から歯冠（しかん）に向けて刷毛を回転させる。	やや劣る	やや劣る
②スティルマン改良法 毛先を根尖に向け、刷毛の脇腹を辺縁（へんえん）歯肉に当て、圧迫振動させながら毛先を根尖から歯冠に向けて刷毛を回転させる。	普通	よい
③チャーターズ法 毛先を歯冠に向け、刷毛の脇腹を歯肉に当て、圧迫振動させながら毛先を歯間部に向けて刷毛を回転させる。	よい	よい
④ゴッドリーブの垂直法 歯と歯の間に毛先を押し入れ、刷毛の脇腹を歯肉に当て、上下左右に圧迫振動を加える。	よい	よい
⑤フィジオロジック法 毛先を歯冠に向け、刷毛の脇腹を歯肉に当て、毛先を歯冠から歯根に向けて刷毛を回転させる。	やや劣る	やや劣る

刷毛の脇腹を使うブラッシング法のうち代表的なものは、**図表4-17**のとおりです。

とくに、③のチャーターズ法と④のゴッドリーブの垂直法は、歯間に隙間がある人に有効な方法です。

7 口腔ケアの補助用具

1 ■ 補助用具の意義

口腔の清掃で最も代表的な道具は、歯ブラシです。しかし、歯ブラシだけでは、歯間などにある歯垢を除去するのは困難です。また、歯ブラシは、粘膜や舌の汚れを落とすのには適していません。

口腔の汚れをより効果的に除去するためには、補助用具を併用する必要があります。

2 ■ 補助用具の種類と特徴

（1）歯垢染色剤

歯垢染色剤には、錠剤タイプ、液体タイプ、ジェルタイプがあり、いずれも使い方は基本的には同じです。口に含んだ直後に含嗽（がんそう）（うがい）を１回すると、歯垢が赤く（または青く）染め出されます。歯のどの部分に歯垢が残りやすいのかがわかれば、より確実に歯垢の除去ができます。

歯垢染色剤を子どもや要介護者に使う際は、汚れてもいい服を着せる、タオルなどで前掛けをするといった工夫をしましょう。

★歯垢染色剤が服に付いたときは、漂白剤や消毒用アルコールなどで落とします。

歯垢染色剤の使用の可否や歯垢染色剤の種類の選択については、主治の歯科医師等とよく相談しましょう。

そのほかよく使用する補助用具には、**図表4-18**のようなものがあります。

図表4-18　おもな補助用具

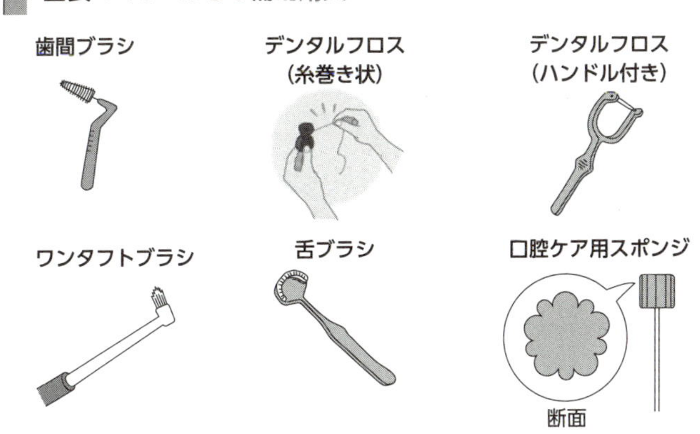

以下、それぞれの特徴について説明します。

（2）歯間ブラシ

歯間ブラシは、ワイヤー（針金）の軸にナイロン製の毛が付いたブラシやゴムでできているものなどがあり、歯間の清掃に適しています。また、使い捨てタイプと、複数回使用できるタイプがあります。ただし、複数回使用できるタイプでも、3日から1週間ほどで新しいものに交換する必要があります。

基本的な使用法として、歯間ブラシを歯と歯の隙間に入れて数回こすります。歯垢を除去するだけでなく、歯肉のマッサージにも効果があります。一番奥の歯の裏側や義歯のクラスプの清掃にも有効です。

使用にあたっての注意点として、まず、歯と歯の隙間の大きさに合ったサイズのものを用いることです。不適切な太さの歯間ブラシを用いると、粘膜を傷つけたり、歯間の隙間を広げる危険があります。

★粘膜洗浄ブラシ
舌や唇の内側、頬粘膜の汚れを落としやすいものとして、ブラシ部分が球状になっていて汚れを巻き取れる粘膜洗浄ブラシなどがあります。

★くるリーナブラシ

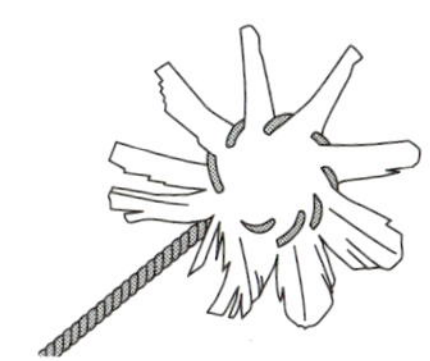

くるリーナブラシは、ヘッドが回転するようにできている粘膜洗浄用の回転ブラシです。適度な力で清掃ができ、歯肉から出血しやすい人などに適しています。素材がスポンジやナイロンのもの、柄の端が輪になっているもの、長い柄がついているものなどがあります。

★吸引歯ブラシ
歯ブラシのヘッドと吸引チューブが一体となっているものです。チューブの端末に吸引器を付けて使用します。口腔内にたまった唾液や痰を吸引しながら歯の清掃が行えます。嚥下機能の低下している人の誤嚥防止に効果があります。

（3）デンタルフロス

デンタルフロスは、ナイロン製の糸であり、糸ようじとも呼ばれます。ハンドル（柄）がついたタイプと、糸巻き状のタイプがあります。歯間に隙間がない人には、デンタルフロスが適しています。なお、歯間に隙間のある人は、デンタルフロスと上記（2）の歯間ブラシを適宜使い分けていく必要があります。

基本的な使用法として、デンタルフロス（糸の部分）を歯間に入れ、ノコギリを引くようにして数回、ゆっくりと上下に動かします。デンタルフロスには、歯肉をマッサージする効果はありません。しかし、糸状であるために、歯垢や歯ブラシが入りにくいところの汚れを効率的に除去することができます。

使用にあたっての注意点として、まず、強く動かしすぎないことです。歯肉を傷つけたり、歯周病を進行させる危険があるため、力加減には十分に注意しなければなりません。

（4）ワンタフトブラシ

ワンタフトブラシは、刷毛の束が１つのみのブラシで、裂溝（れっこう）(※)、歯間隣接面(※)、叢生部（そうせい）(※)、矯正装置のある部分、孤立した歯の裏側など、通常の歯ブラシが入りにくい箇所の仕上げ清掃に適しています。

ワンタフトブラシは、歯に当たる部分が「面」ではなく「点」であるため、当たり加減の感じ方が微妙になります。このため、持ち方はペングリップ（本章６参照）が適しています。

(※) 裂溝
奥歯（臼歯）の咬合面の溝のことです。
(※) 歯間隣接面
歯と歯が隣り合っているところです。
(※) 叢生部
歯並びの悪いところです。

（5）舌ブラシ

舌ブラシは、細くやわらかい毛で作られた舌専用のブラシです。舌の汚れや舌苔（ぜったい）の除去に使用します。

基本的な使用法として、舌をなるべく前方に付き出してもらい、奥から手前に向かって10回ほど軽くかき出します。舌苔の付着が多い場合は、舌清掃用クリーナー（※）を併用すると効果的です。★

使用にあたっての注意点として、舌根（ぜっこん）にブラシが触れると嘔吐（おうと）反射が起こるため、舌根に触れないように十分に注意をする必要があります。

（※）**舌清掃用クリーナー**
ガーゼ、スポンジ、小さな熊手状などの種類があります。

★プラスチック製または金属製の舌苔除去用のへらもありますが、舌ブラシに比べると舌を傷つける危険が高いため、口腔ケアにはあまり適していません。

（6）口腔ケア用スポンジ

口腔ケア用スポンジは、口腔の粘膜を清掃するためのスポンジです。スポンジにハンドル（柄）がついたものが一般的です。

基本的な使用法として、スポンジを水で湿らせ、口腔の奥から手前に向かって軽く汚れを拭き取ります。コップなどの容器に入れた水を用意し、スポンジに付着した汚れを洗い落としながら口腔内を清掃していきます。

口腔ケア用スポンジは、舌ブラシの届かない口腔前庭を含め、粘膜全体を清掃できます。また、歯の汚れもある程度除去することができ、歯肉のマッサージの効果もあります。意識障害のある人や経管栄養（Part２第３章１参照）を行っている人に適しています。

使用にあたっての注意点として、舌根に触れると嘔吐反射が起こるため、舌根に触れないように十分に注意をする必要があります。また、ハンドルからスポンジが外れる可能性があるため、外れたときにはスポンジを喉につまらせないよう、迅速に取り除く必要があります。

8　口腔ケアに用いる歯磨剤・含嗽剤

1 ■ 歯磨剤の効果

(※) ステイン
歯の表面の汚れや着色のことで、コーヒーに含まれる色素やたばこのヤニなどが少しずつ蓄積することが大きな原因となります。

歯垢や食渣（食べかす）、ステイン(※)の除去は、歯ブラシだけでも可能ですが、より効果的に除去するために、歯磨剤を使用します。

歯磨剤により、口腔清掃だけでなく、ウ蝕（虫歯）や歯周病などの疾患に対し、予防と治療の効果を高めることも可能です。さらに、口臭の除去の効果により、本人の安心感を高めることもできます。

（1）歯磨剤の成分

歯磨剤の使用に際しては、成分もよく吟味し、各人の口腔環境に合ったものを選択する必要があります。歯磨剤に含まれている成分は、大きく基本成分と薬用成分の２つに分けられます。

基本成分には、次のようなものがあります。

- **研磨剤**………歯垢やステインを除去します。
- **清掃助剤**……除去したステインを吸着させます。
- **発泡剤**………歯磨剤を口腔に拡散させます。
- **香味剤**………香りや味を付け、爽快感を出します。
- **清涼剤**………清涼感を出します。
- **湿潤剤**………歯磨剤の乾燥を防ぎます。
- **粘結剤**………粉末状の原材料と液体状の原材料を結合させたり、硬さの調整をしたりします。
- **保存剤**………歯磨剤の変質を防ぎます。

・**着色剤**………歯磨剤の色を整えます。

また、薬用成分には、次のようなものがあります。

・**殺菌剤**……………口腔内を殺菌します。
・**歯質強化剤**………再石灰化（第２章４参照）を促します。
・**歯垢分解剤**………歯垢を分解します。
・**消炎剤**……………歯肉などの炎症をやわらげます。
・**血行促進剤**………歯肉などの血行をよくします。
・**止血剤**……………歯肉の出血を止めます。
・**収斂剤**（しゅうれん）……………歯肉を引き締めます。
・**細胞賦活剤**（ふかつ）………歯肉などの細胞を活性化させます。
・**知覚鈍麻剤**（どんま）………知覚過敏（第２章２参照）を改善します。
・**象牙細管封鎖剤**…象牙細管を覆います。
・**ステイン除去剤**…歯の表面の色素をはがします。

薬用成分は、目的に応じて歯磨剤に使用されています。たとえば、ウ蝕（虫歯）予防のために用いられる歯磨剤には、殺菌剤、歯質強化剤、歯垢分解剤などが配合されています。歯周病対策のために用いられる歯磨剤には、殺菌剤、消炎剤、血行促進剤、止血剤、収斂剤、細胞賦活剤などが配合されています。

（２）歯磨剤の種類

歯磨剤は、含まれている成分によって、医薬品、医薬部外品、化粧品の３種類に分類されます。

①医薬品

医薬品として扱われる歯磨剤は、基本成分のほかに配合されている薬用成分について、薬理効果[※]が認められたものです。高い効果が期待できる反面、副作用などのリスクもあります。使用に際しては、歯科医師または薬剤師の指導が必要なものもあります。

（※）薬理効果
薬が体内でさまざまな変化を起こすことをいいます。たとえば、高血圧の薬の場合、飲むことによって血圧を下げるという効果が薬理効果となります。

②医薬部外品

医薬部外品として扱われる歯磨剤は、医薬品に準ずるものとして、基本成分のほかに配合されている薬用成分について、穏やかな効果が認められたものです。

医薬品ではないため、各人の判断で購入できます。しかし、使用に際しては、歯科医師や薬剤師に相談し、より安全でより効果的な製品を選択するべきです。

③化粧品

化粧品として扱われる歯磨剤は、基本成分だけで構成されます。清掃助剤によるステインの除去や、清涼剤による清涼感などがおもな作用です。

使用に際しては、味や香りなどの好みによって、各人が選択することになります。

（3）歯磨剤の使用の注意点

歯磨剤を使いすぎたり、使用時に力を入れて磨きすぎたりすると、歯の摩耗や歯肉の後退が起こるおそれがあります。また、歯磨剤の味、香り、清涼感などから、歯を十分に磨いたと誤認することもあります。

歯磨剤の使用の可否や歯磨剤の種類の選択については、主治の歯科医師等とよく相談しましょう。

2 ■ 含嗽剤の効果

日々の歯磨きと並行して含嗽（がんそう）剤（うがい薬）を用いることで、口腔内の細菌を効率的に除去できます。含嗽剤は、歯肉や舌、頬の粘膜など口腔全体にいきわたります。また、使用状況によっては、成分が口腔内に長時間とどまります。細菌の除去は、歯磨きを主体としなければなりませんが、含嗽剤は、細菌の除去の補助として有効です。

また、殺菌剤が配合された含嗽剤を使用することで、口腔内の細菌の増殖が抑制され、ウ蝕（虫歯）や歯周病、口臭の予防効果が得られます。

（1）含嗽剤の成分

含嗽剤の殺菌剤の代表的なものは、セチルピリジウム、クロルヘキシジン、ベンゼトニウムなどです。

（2）含嗽剤の種類

効果によって、次のような種類があります。

①殺菌・消毒効果のあるもの

おもに喉の殺菌が目的ですが、口腔内の殺菌にも効果があるものです。歯科治療の後の感染予防や口内炎があるときの口内消毒などに使用します。口臭予防の効果もあります。

②抗炎・鎮痛効果のあるもの

おもに喉の腫れや痛みを抑えることが目的ですが、口腔内の殺菌にも効果があるものです。炎症・痛みを抑える成分や傷を治りやすくする成分が含まれ、口内炎があるときの炎症や痛みを抑える効果があります。

（3）含嗽剤の使用の注意点

強力な殺菌剤が含まれた含嗽剤を用いても、バイオフィルム（第３章１**図表3-1**参照）を形成する細菌を死滅させることはできません。また、含嗽剤によって、ウ蝕（虫歯）や歯周病を治療することもできません。

含嗽剤の使用の可否や含嗽剤の種類の選択については、主治の歯科医師等とよく相談しましょう。

9 粘膜・舌の清掃の基本

1 ■粘膜の清掃

（1）唇の内側

①口腔ケアの注意点

唇の内側には、口腔内に残った食渣（しょくさ）（食べかす）などが残っていることがあります。特に高齢者は、唾液の分泌が少なくなっていたり、口の周りの筋肉が弱くなっていたりすることで、唇の内側に食渣がたまりやすくなります。

②口腔ケアの手順

まず、スポンジブラシ、口腔ケア用ウェットティッシュペーパーを用意します。必要に応じて、口腔ケア用保湿ジェルと保湿効果の高いマウスウォッシュも用意します。

口腔内が乾燥している場合は、口腔内に保湿ジェルを塗ります。水につけて軽くしぼったスポンジブラシ、または指に巻いた口腔ケア用ウェットティッシュペーパーで、上下の唇の内側と歯茎の間の汚れを取ります。優しい力で、左右に動かすようにします。必要に応じて、マウスウォッシュを使います。

清掃する際は、唇の内側の細い筋（上唇小帯、下唇小帯）に注意しましょう。

（2）上顎の清掃

①口腔ケアの注意点

上顎には、口腔内に残った食渣や、はがれた粘膜の組織、細菌などがたまります。高齢になると、唾液の分泌量が減少して唾液による洗浄力が落ちたり、唾液の抗菌作用が低下したりします。口腔乾燥によって、ワカメやとろろ昆布といった海藻類が張り付いていることもあるため、注意して清掃しましょう。

②口腔ケアの手順

まず、スポンジブラシ、口腔ケア用ウェットティッシュペーパーを用意します。必要に応じて、口腔ケア用保湿ジェルとマウスウォッシュも用意します。

水につけて軽くしぼったスポンジブラシ、または指に巻いた口腔ケア用ウェットティッシュペーパーで、上顎の汚れを取ります。優しい力で、奥から手前にかき出すようにします。

（3）歯茎の清掃

①口腔ケアの注意点

高齢者の多くは義歯を使用していますが、歯肉と義歯の間は食渣がたまりやすいものです。義歯を外したときには、義歯の清掃だけではなく、歯肉の清掃も必要です。

歯周病などで炎症を起こした歯肉は、赤みが強くなり腫れた状態になります（第３章３参照）。しかし、正しい口腔ケアを続けることで、歯肉が健康になり、薄いピンク色の引き締まった状態に戻ります。

②口腔ケアの手順

まず、スポンジブラシ、口腔ケア用ウェットティッシュペーパー、口腔ケア用保湿ジェル、マウスウォッシュ、歯ブラシ、歯間ブラシなどを用意します。

歯がある人の場合は、歯ブラシや歯間ブラシなどで口腔清掃を行います。歯磨きの際には、同時に歯肉のマッサージも行います。歯がない人の場合は、水につけて軽く絞ったスポンジブラシなどで口腔清掃を行います。口腔ケア用ウェットティッシュペーパーを指に巻いて歯肉のマッサージを行うと効果的です。

2 ■ 粘膜・舌の痂皮の除去

口腔内の古くなった粘膜は、通常、新陳代謝によりはがれ落ち、唾液に洗い流されます。しかし、新陳代謝が衰えると、粘膜に付着したままとなります。これを痂皮（かひ）といい、上顎の粘膜（口蓋）や舌などに、かさぶたのような状態で堆積します。

①口腔ケアの注意点

古くなった粘膜には、細菌が多く付着しています。このため、口腔ケアの際には、痂皮を除去する必要があります。

②口腔ケアの手順

まず、スポンジブラシ、口腔ケア用ウェットティッシュペーパーを用意します。必要に応じて、口腔ケア用保湿ジェルとマウスウォッシュも用意します。

まず、口腔内や痂皮に保湿ジェルを塗ります。十分に潤し、柔らかくなってきたところで、水につけて軽くしぼったスポンジブラシ、または指に巻いた口腔ケアウェットティッシュペーパーで、痂皮をはがし取ります。無理にはがそうとすると、粘膜から出血するおそれがあります。少しずつ、時間をかけて取り除きます。

図表4-19　口腔ケア用ウェットティッシュペーパーの使い方

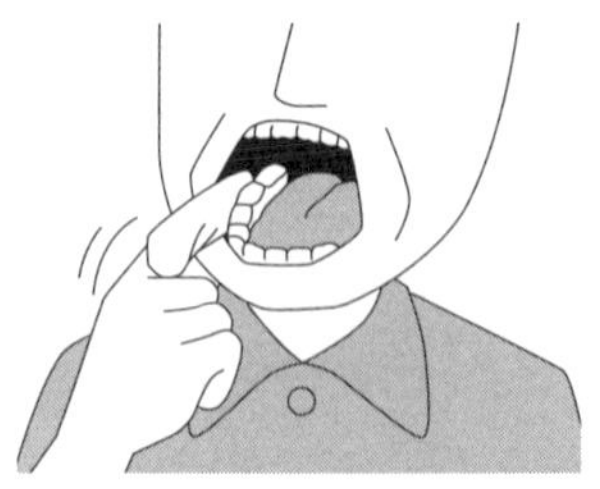

①歯と頬の間を拭き取る

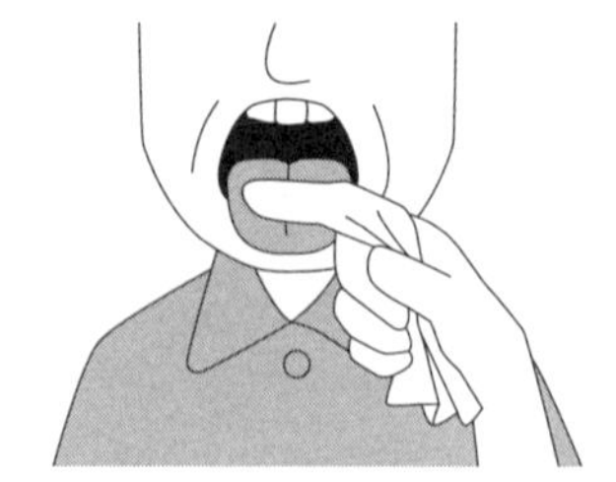

②口腔の奥から手前に向けて拭き取る

COLUMN

ウ蝕（虫歯）が引き起こす死に至る病気

ウ蝕（虫歯）が進行して歯髄まで達すると、激痛が起きます。さらに進行すると、虫歯菌から悪性の細菌（嫌気性菌）に変化して、歯根の先に達します。

歯根の先に達した虫歯菌は、非常に毒性の強い細菌として歯の根の周囲を侵しはじめます。この状態を、歯根膜炎と呼びます。

歯根膜炎は、体力が衰えている高齢者などが罹患すると、細菌の毒性が全身をめぐり、重篤な感染症に移行することもあります。抗生剤のない時代には、死に至る恐ろしい病気でもありました。

10 義歯の洗浄・保管の基本

1 義歯の洗浄

本章３でも述べましたが、義歯にも食渣（しょくさ）（食べかす）が付着するため洗浄が必要です。特に、義歯が歯肉の粘膜と接する土台部分（義歯床）には細菌が繁殖しやすく、義歯床の細菌を放置したままにしていると、歯周病や口内炎などが引き起こされるおそれがあります。このため、日常的な義歯の洗浄が必要です。

2 義歯の種類

本章１で述べたとおり、義歯には、総入れ歯（全部床義歯）と部分入れ歯（部分床義歯）の２種類があります。

①全部床義歯

第２章２で述べたとおり、永久歯は上下左右あわせて28本、第三大臼歯（親知らず）が生えている場合は最大32本です。全部床義歯は、永久歯すべてが脱落した人に用いられる義歯です。

②部分床義歯

部分床義歯は、脱落した永久歯を、１本以上から補う義歯です。★ つまり、27本の歯が脱落していて１本だけ残っているときも、部分床義歯で補います（大きさや形状は全部床義歯によく似ています）。

★脱落した永久歯を補う手段には、義歯のほかにブリッジとインプラントがありますが、いずれも自分では取り外しができません。

3 義歯の洗浄方法

義歯の洗浄方法には、歯ブラシや義歯ブラシなどの清掃用具を使って物理的に汚れを落とす機械的洗浄と、入れ歯洗浄剤などの薬品を使って化学的に汚れを落とす化学的洗浄の２つがあります。

以下に、それぞれに使用する器具や洗剤について説明します。

（1）機械的洗浄

おもに義歯ブラシのほか、クラスプ専用ワイヤーブラシなどを使用する方法です。まず、流水で義歯の汚れを落とします。部分入れ歯の場合は、小さい歯ブラシや歯間ブラシを使ってクラスプ部分を丁寧に磨きます。力を入れすぎると義歯に傷がついたり変形したりするため、注意が必要です。

（2）化学的洗浄

①義歯専用歯磨剤

義歯の洗浄の際、義歯についた歯垢を取り除くために、歯磨剤を使用する方法があります。義歯専用の歯磨剤には優れた抗菌性があります。なお、通常の歯磨剤には研磨剤が配合されていることが多く、研磨剤が義歯を傷つけるおそれがあります。義歯についた傷は細菌の温床となり、周辺にウ蝕（しょく）（虫歯）や歯周病を引き起こすこともあります。一般の歯磨剤は使わないようにします。

②義歯用洗浄剤

義歯の洗浄の際、洗浄剤を使用する方法があります。

義歯用洗浄剤には、洗浄、殺菌、消臭、漂白の効果があります。ただし、歯についた汚れは、義歯用洗浄剤につけておいただけでは落ちません。そこで、義歯の洗浄には、まず歯ブラシで汚れを落とし、歯ブラシの補助として、細菌の繁殖を防ぐことを主眼において義歯用洗浄剤を使いましょう。

義歯用洗浄剤はできるだけ毎日使用することが望ましいです。最低限、１週間に１～２回は使用してください。

③義歯用安定剤

義歯用安定剤は、口腔内が渇きやすいなどの理由で義歯がずれる場合に使用します。形状には、クリームタイプ、パウダータイプ、クッションタイプなどがあります。食事や会話の際に義歯がずれないよう、義歯床の内側に塗り、歯茎や上顎との吸着力や密着性を補います。

なお、義歯用安定剤は義歯がずれた場合の一時的な対処として使用するべきです。義歯が合わなくなっているのであれば、歯科を受診し義歯を調整するようにしましょう。

4 ■ 義歯の保管

（1）基本的な保管法

義歯は、水を入れたコップなどの容器で保管します。義歯は、乾燥するとゆがんだり、ひびが入ったりするおそれがあります。このため、口から外した義歯の乾燥を防ぐために水につけます。

一般的によく行われているのは、就寝前に義歯を外し、就寝の間、洗浄を兼ねて義歯用洗浄剤を入れた水で保管する方法です。義歯の清掃だけでなく、口腔疾患の予防のうえでも有効です。

（2）保管上の注意点

義歯用洗浄剤を入れた水（溶液）は、１度使ったものは再利用できません。特にコップで洗浄・保管をする場合、飲用水と間違える危険性があり、誤飲を防ぐためにも使い終わった溶液はすぐに捨てる必要があります。

第4章 ● 演習問題

問1 **口腔ケアについて、誤っているものの組み合わせはどれか。**

A　まず最初に義歯を外す。
B　まず最初に顔色の変化を見る。
C　口臭は口腔ケアとは関係ない。
D　顎から顎下に触れたときにしこりや痛みがあるときは何らかの異常のサインである。
E　呼吸の変化に注意する必要がある。

①A、B　②A、C　③B、D　④C、D　⑤C、E

解答欄

問2 **口腔ケアの清掃開始、義歯・口腔内の清掃について、誤っているものはどれか。**

A　感染症予防のためには手洗いとビニール手袋の着用を心がける。
B　正しい手洗い法では、手首の洗浄については除かれている。
C　うがいの目的は、口腔内の洗浄や感染予防である。
D　義歯洗浄時に注意すべきところは、金具部や歯肉と接する口蓋粘膜である。
E　ブラッシング時に最も大事なことは、誤嚥させないことである。

①A　②B　③C　④D　⑤E

解答欄

問3 **歯磨きについて、誤っているものはどれか。**

A　歯磨きには心理的効果、予防効果、治療効果がある。
B　唾液に含まれるカルシウムは再石灰化作用を促す。
C　マッサージによる歯肉の腫れや出血を改善させる効果がある。
D　プラークコントロールとは歯のぐらつきを抑えることをいう。
E　プラークはウ蝕（虫歯）と歯周病の原因になる。

①A　②B　③C　④D　⑤E

解答欄

問4 **歯ブラシの構造と特徴について、正しいものの組み合わせはどれか。**

A 歯ブラシの基本構造はヘッド（頭部）、ネック（頸部）、ハンドル部（把柄部）、刷毛の４部位からできている。

B ハンドルの長さや刷毛の長さの違いにより、歯磨きの効果に違いが出る。

C ４列の植毛パターンの歯ブラシでは、歯肉のマッサージ効果は得られない。

D 刷毛の「やわらかめ」「普通」「硬め」は材質の違いによる。

E 奥歯まで磨くためには、「短いヘッド」「３列植毛パターンの刷毛」の歯ブラシが効率がよい。

①A、D　②B、E　③C、D　④D、E　⑤A、E

解答欄

問5 **口腔ケアの補助用具・歯磨剤・含嗽剤について、正しいものの組み合わせはどれか。**

A 歯間ブラシは、歯間の清掃に適している。

B デンタルフロスは、歯肉マッサージに効果がある。

C 舌ブラシは、歯ブラシの代わりに使うことができる。

D 歯磨剤に含まれる研磨剤により、歯垢やステインが除去される。

E 含嗽剤により、ウ蝕（虫歯）や歯周病の治療ができる。

①A、B　②B、C　③C、D　④A、D　⑤B、E

解答欄

問６　粘膜・舌の清掃、義歯の洗浄・保管について、誤っているものはどれか。

A　高齢者の唇の内側には、食渣（食べかす）がたまりやすい。
B　義歯を外したときは、義歯の清掃だけでなく歯茎の清掃も行う。
C　義歯には、全部床義歯と部分床義歯がある。
D　義歯の洗浄には、通常の歯磨剤を使用する。
E　義歯は乾燥するとゆがんだりひびが入ったりする。

①**A**　②**B**　③**C**　④**D**　⑤**E**

解答欄

PART 1 第4章●演習問題 解答と解説

問1

解答 → ②（A、C）

解説
A 口腔ケアでまず最初に行うべきは、顔色を見ることです。
B 顔色が異常に赤ければ熱がある、顔色が土色であれば貧血が起きていたり体力が消耗していたりするなど、顔色の変化から「異常のサイン」を読み取ります。
C 会話を通じて相手の口のにおいを確認します。いつもより口臭が強くないか、すえたにおいが強くないかといったことに注意します。
D 顎から顎下に触れたときにしこりや痛みがあるときは、歯や歯肉、リンパ腺の異常などの可能性があります。
E 喘息のような音がしたり苦しそうな呼吸であったりするときは、「異常のサイン」として注意が必要です。

問2

解答 → ②（B）

解説
A 手指に生息する細菌数は約４万～450万といわれています。口腔ケアの前後には手洗いを徹底し、ビニール手袋を着用します。
B 正しい手洗い法では手首も含まれ、手首のもみ洗いを実行します。
C うがいは口腔内の洗浄や感染予防のほか、口腔内の保湿や喉粘膜の保護にも有効です。
D 義歯は外してから洗うため、汚れは目視でも確認できます。特に金属部や口腔粘膜と接する部分に食渣（食べかす）や細菌が付着しやすいため、注意します。
E ブラッシング時には、口腔内の唾液やブラッシングで落とした歯垢などを誤って飲み込ませないように注意します。

問3

解答 → ④（D）

解説
A 歯磨きには、心理的効果、予防効果、治療効果があります。心理的効果としては気持ちが爽やかになる、予防効果としてはウ蝕（虫歯）や歯周病の発症リスクが低くなる、治療効果としては歯肉の腫れや出血が抑えられるといったものがあります。
B 唾液に含まれるカルシウムは再石灰化作用を促して、歯の溶けたエナメル質や象牙質部分を修復します。
C 歯肉のマッサージにより毛細血管の血流がよくなり、腫れや出血の抑制効果が得られます。
D プラークコントロールとは清掃用具を用いて歯垢を除去する行為全般をいいます。
E プラークは、ウ蝕（虫歯）と歯周病の原因であり、日々適切に除去することで発症のリスクが低くなります。

問４

解答　→　⑤（A、E）

解説　A　歯ブラシの基本構造はヘッド（頭部）、ネック（頸部）、ハンドル部（把柄部）、刷毛の４部位からできています。なお、子ども用・大人用と区別されていても、大きさが違うだけで構造は同じです。

B　ハンドルの長さや刷毛の長さの違いでは、歯磨きの効果に大きな違いは出ません。

C　４列の植毛パターンの歯ブラシは、歯肉マッサージ効果があり、多く市販されています。

D　刷毛の材質はナイロンが多く、「やわらかめ」「普通」「硬め」は材質の違いではなく太さの違いによります。

E　「短いヘッド」であれば奥歯まで届き、「３列植毛パターンの刷毛」であれば汚れを取るうえでもマッサージをするうえでも効率的です。

問５

解答　→　④（A、D）

解説　A　歯と歯の間の狭い空間には歯ブラシが入らないため、歯間ブラシのような補助用具が適しています。

B　デンタルフロスは、歯間の隙間がない人に適しています。しかし、糸状のため、マッサージの効果はありません。

C　舌苔の清掃に用いられる舌ブラシは､歯ブラシの代わりに使うのには適していません。

D　研磨剤は、歯磨剤の基本成分の１つであり、歯垢やステインを除去する役目をしています。

E　強力な含嗽剤を使っても、バイオフィルムを形成する細菌を死滅させることはできず、ウ蝕（虫歯）や歯周病は治療できません。

問６

解答　→　④（D）

解説　A　高齢者は口の周りの筋肉が弱くなったり唾液の分泌量が少なくなったりして、唇の内側に食渣（食べかす）がたまりやすくなります。

B　義歯と歯茎の間には食渣がたまりやすいため、義歯を外したときは歯茎などの粘膜の清掃も行います。

C　義歯には、歯が残っていない人が使用する全部床義歯（総入れ歯）と、残っている歯にクラスプを掛けて使用する部分床義歯（部分入れ歯）があります。

D　通常の歯磨剤を使うと研磨剤で義歯に傷をつけるおそれがあるため、義歯専用歯磨剤を使用します。

E　義歯は乾燥するとプラスチック部分がゆがんだりひびが入ったりします。就寝時などに義歯を外したときは、水につけて保管します。

第1章 口腔ケアの意義

1 食事と生活の質

1 ■ 食べることの大切さ

食べることは、人間が人間らしく生活するうえでの基本行動です。食べることで、からだの健康が保たれ、誰かと一緒に食事をすることで、気持ちが楽しくなったり穏やかになったりします。さらに、味覚は脳を刺激し、精神活動を活発にします。つまり、食べることが、生活の質（QOL; Quality of Life）の向上につながっていくのです。

たとえば、寝たきりになった人も、訓練をして自分で食べられるようになると、生活全般に意欲が生まれます。

もちろん、一度、寝たきりなどになると、自分で食べられるようになるまで訓練することには時間と労力がかかります。食べるためには口や頬、指先を動かす必要と、姿勢を維持する必要があります。しかし、口を動かすと口の周りの筋肉の働きがよくなり声が出るようになります。そして、歌が歌えたり、話ができたりするようになると顔の表情が豊かになります。

自分で食べられるようになれば、まさに「味気ない生活」ではなくなります。また、よく噛んで食べることで唾液の分泌がよくなり、口腔内の汚れや細菌を浄化する効果も得られます。

2 ■ 低栄養予防への効果

（1）低栄養の危険性

栄養素の必要量に対し、栄養素の摂取量が過多の状態が続くと、肥満症などの生活習慣病（※）が引き起こされることがあります。一方、栄養素の必要量に対し、栄養素の摂取量が過少の状態が続くと、栄養不良（低栄養）になることがあります。低栄養もさまざまな疾病を引き起こすため、注意が必要です。

低栄養の原因には、さまざまなものがあります。食欲不振や偏食などが続くと、気がつかないうちに栄養素が不足したり、バランスが悪くなったりして、低栄養になることもあります。

必要な栄養素をバランスのよい量で摂取するためには、日頃から口腔ケアを行い、自分の口で食事をすることが大切です。バランスのよい食事は、QOLの維持・向上にも大きく影響します。

（※）生活習慣病
食生活、運動習慣、休養、喫煙、飲酒などの日常の生活習慣に関連した病気のことです。肥満症のほか、動脈硬化、脂肪肝、痛風、心筋梗塞、脳卒中、糖尿病、歯周病などが引き起こされます。

図表1-1　低栄養の危険性

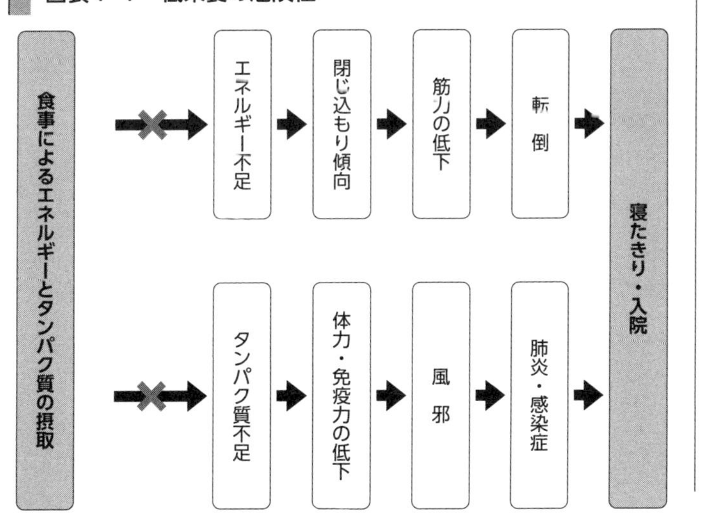

（2）低栄養の原因と予防

①低栄養の原因

ひとり暮らしなどで自分だけのために食事を作っていると、**食事の内容**が雑になりがちです。準備が面倒だ、食費がもったいないなど、買い物や料理の手間を惜しみがちになります。

また、病気でからだが不自由になった、子どもが自立して家を出た、料理をしていた人が亡くなり自分で食事を作ることになったなど、**生活環境**が変わると、偏った食事になりがちです。

②低栄養の予防

不足しやすい良質のタンパク質、ビタミン、ミネラル、食物繊維（※）の多い食品を優先して食べるようにします。多くの栄養素をとれるように、おかずから先に食べるようにしましょう。

（※）食物繊維
五大栄養素（タンパク質、脂質、炭水化物、ビタミン、ミネラル）のうち、炭水化物を構成するもので、野菜、海藻類、穀類、豆類などに多く含まれています。排便の促進、血糖値上昇の抑制、肥満の防止などに効果があるとされる大切な成分です。

図表１-２　摂取すべき栄養素と栄養素を多く含む食品の例

栄養素	栄養素を多く含む食品
タンパク質	魚介、肉、大豆製品、卵、牛乳
ビタミン	緑黄色野菜、果物、レバー
ミネラル	海藻、牛乳、乳製品、小魚
脂質	バター、植物油、肉の脂身

噛む力や飲み込む力に応じて、材料を小さく切ったり、すりつぶしたり、とろみを付けるなど、調理にも工夫をします。また、ゆっくり、よく噛んで食べることで、唾液の分泌がよくなり、消化を助けます。

１日３回、規則正しく食事をすることが大切です。また、自分で食事を作ることが難しい場合は、市販の惣菜や宅配食を利用します。**図表1-2**の食品を使った献立を積極的に選びましょう。

3 ■ 団欒としての食事

食事は、生活のなかの大きな楽しみの１つといえます。一人で食事をするより、大勢と食事をするほうが、会話が弾み気分が晴れます。楽しく食事をすることで、自律神経が正常に働き、胃酸の分泌や胃の血流が良好になり消化を助けます。

家族や友人と一緒に過ごすことで脳が活性化され、食べたり話したりすることで口の周りの筋肉の訓練にもつながります。

COLUMN

QOLの考え方

PART 1第1章1でも述べましたが、医療・福祉の分野では、QOLについて、障害のある人や高齢者一人ひとりが、人間らしい生活を送ることができているかを測る尺度としています。

患者や利用者は、病気や加齢、あるいは、治療の必要上、日常生活に苦痛を伴ったり、活動の範囲に制約ができたりしています。このために、本人にとって自分らしい生活を送れなくなることもあります。ケアを行う人は、相手の人生観や価値観を尊重し、相手が「これでいい」と思える生活を維持できるように援助することが求められています。

QOLは、心身の健康、良好な人間関係、快適な住環境、レジャーなどさまざまな観点から測られます。そしてQOLの内容・質を決めるのは、あくまで介護を必要としている本人です。ケアを行う人は、相手の選択を尊重して援助していきます。

2 日常生活動作の維持

1 日常生活動作と生活の質

日常生活動作（ADL；Activities of Daily Living）とは、食事や整容・排泄・更衣・入浴動作など日常的に行う動作のことです。ADLは、リハビリテーションや介護の現場で使われている用語の１つで、障害者や要介護高齢者などが、どの程度自立した生活が可能であるかを評価する指標としても使われます。ADLが高い場合、「ADLが自立している」として、介護を必要としない状態であると考えることができます。

ADLについて大切なことは、生活の質（QOL）とどのような関係にあるかということです。つまり、身体的な部分だけではなく、内面的な部分も含む満足度が重要ということです。たとえば、ADLが高い人であっても、生きがいや目標が見いだせない人は、QOLが低いといえます。反対に、ADLが低くても自分でできる範囲で趣味や日々の楽しみをもっている人は、QOLが高いといえます。

ADLの評価について注意すべきことは、家の中ではADLが自立していても、家の外に出たときにもADLが高いとはかぎらないことです。たとえば、家の中の移動ができていても、外出するときには介助が必要だという場合もあります。

口腔ケアについても、食事や整容ができている人であれば歯磨きが毎日正しくできているとはかぎりません。能力的にできるからといって、毎日行っているとはかぎらないのです。★ なお、ADLが低い人に対し、ケアを行う人が適切に歯磨きをすることも大切ですが、相手が自分から率先して歯磨きをするように仕向けることも、ケアを行う人の重要な役割です。

★ケアを必要とする人とケアを行う人では、ADLの評価が異なる場合もあることに注意しましょう。

2 ■ 手段的日常生活動作

手段的日常生活動作（IADL；Instrumental Activities of Daily Living）とは、日常生活を送るうえで必要な動作のうち、ADLより複雑で高次な動作のことです。買い物や洗濯、掃除などの家事全般や、金銭管理や服薬管理、外出して乗り物に乗ることなどがあります。また、趣味のための活動も含むと考えられるようになってきています。

介護を必要とする人の生活自立度を評価する際、ADLだけではなく、IADLも考慮することが必要です。なぜなら、ADLの程度とIADLの程度は、完全に一致するものではないからです。たとえば、整容はできても物の管理はできないということがあります。口腔ケアに関するIADLでは、用具の購入や義歯の管理など、どこまで自分でできるかを確認する必要があります。

3 口腔ケアと介護予防・介護支援

1 ■ 介護予防の考え方

介護状態になることなく日々健康に過ごしていくためには、若い頃からの健康づくりが欠かせません。

口腔ケアは、健康づくりの大切な要素の１つです。口はからだの一部であるため、口の状態が悪ければ全身に悪影響が出ます。また、全身状態が悪いために、口の状態が悪くなることもあります。

口腔ケアは、幅広い視野で行うべきものであり、介護予防を意識した場合、おもに次のポイントがあります。

- **生活環境**………衛生状態に問題はないか、生活しやすい環境が整っているかを観察します。
- **生活習慣**………食生活といった生活習慣が不規則になっていないか、体重の急な増減はないかを観察します。
- **心の健康**………ストレスを強く感じていないか、つらくなることはないか、悩みを相談できる相手がいるかなど、心の健康を維持するための手段があるかを観察します。
- **喫煙習慣**………たばこを吸っていないか、１日に何本くらい吸っているかを観察します。
- **運動の習慣**……適度な運動を日常的に行うなど筋肉の機能低下を予防しているかを観察します。
- **定期的な検診**…医師や歯科医師の検診を定期的に受けて病気の予防と早期治療に努めているかを

観察します。

- **感染予防**………外出先から帰ったときなどにうがいや手洗いを行っているかを観察します。
- **口腔環境**………口腔が乾燥していないか、口内炎が頻繁に発生していないか、口臭が気になっていないかを観察します。
- **口腔ケア**………食後の歯磨きを毎日行っているか、歯ブラシ・歯磨剤・清掃補助用具などは目的に合ったものを選択しているかを観察します。

2 要支援者・要介護者の口腔ケア

介護保険法（第５章２参照）では、継続して常時介護を要する状態の軽減または悪化の防止のために支援を要する状態を**要支援状態**、日常生活のうえで継続して常時介護を要すると見込まれる状態を**要介護状態**と定義しています。

以下、それぞれの状態にある人の口腔ケアのポイントについて説明します。

（1）要支援者の口腔ケア

要支援者に対する口腔ケアであっても、歯ブラシ、歯磨剤、清掃補助用具などを適切に選び、相手に合ったブラッシングや口腔内清掃を行うという点では、健常な人に対する口腔ケアと同じです。

しかし、要支援者の口腔ケアを行う際は、常に次の２つの原則を念頭に置くべきです。

①要支援者に残された全身機能を活用する

要支援者の何を支援するのかといえば、要支援者の全身機能の回復です。たとえば、杖や歩行器などを使った歩行ができる要支援者の口腔ケアをする場合、ケアをする人が道具を枕元に用意するのではなく、要支援者に起き上がって洗面所まで行かせます。これにより、要支援者の歩く機能を活用し、全身機能の回復を支援することになります。ただし、全身機能の回復を支援する際に大切なのは、**安全管理**です。たとえば、要支援者に起き上がって洗面所まで行かせる場合には、転倒などしないようにケアする人がしっかりと見守らなければなりません。

歯磨きについても、要支援者ができることはすべて本人にさせます。ただし、歯磨きが終わったあとは、要支援者の口腔内をケアする人がよく観察します。磨き残しがあれば、ケアする人が、残った部分の口腔ケアを行う必要があります。手や指を自由に動かせない要支援者の場合、本人が歯磨きをしても磨き残しが出ることがほとんどです。しかし、その場合も、ケアする人が最初から歯磨き行うのではなく、要支援者の全身機能を活用し、回復を支援することが大切です。

②相手の立場に立つ

要支援者の口腔ケアをするときは、すべて相手の立場に立つということが必要になります。

まず、**相手のペースに合わせる**ということがあげられます。洗面所に行かせるときも、歯磨きをさせるときも、急がせてはなりません。急がせれば転倒などの事故が起こる危険が高くなります。

また、**相手の人格を尊重する**ことが大切です。たとえば、要支援者のなかには、口の中を見せるのを嫌がる人や、磨き残しの部分を磨かれることを嫌がる人も少なくありません。その場合、強引に口腔内を見たり、歯磨きを行ったりするのは禁物です。たとえ要支援者が家族など親しい人であっても、本人が納得できるように時間をかけて接しなければなりません。

相手が嫌がっている場合は、時には「しない」という選択も必要になります。そして、なぜ嫌がっているのか、どうすれば納得してもらえるのか、相手の立場に立ってよく考えることです。今日は口腔ケアを行えなくても、明日または数日後、数週間後に行えるよう、時間をかけて理解を得ていきます。ただし、時間が必要な場合は、歯科医師などの医療専門職に定期的な口腔ケアを依頼する必要があります。

（2）要介護者の口腔ケア

要介護者に対する口腔ケアであっても、歯ブラシ、歯磨剤、清掃補助用具などを適切に選び、相手に合ったブラッシングや口腔内清掃を行うという点では、健常な人や要支援者に対する口腔ケアと同じです。また、**残された全身機能を活用する**、**相手の立場に立つ**といった2つの原則を念頭に置くべきであることも、要支援者に対する口腔ケアと同じです。

要介護者の口腔ケアでは、さらに、安全面に配慮し、日々の観察を続けていくことが必要です。立ち上がることはできるか、座ることはできるか、うがいはできるか、意識はあるかを確認し、**本人の全身機能に応じたより安全な口腔ケア**を行うことが必要となります。

より安全な口腔ケアを行うため、主治の歯科医師等とよく相談しましょう。

PART 2 第1章 ● 演習問題

問1 **QOL・ADL・IADLの意味について、誤っているものの組み合わせはどれか。**

A QOLの向上にはバランスのよい食事が大切である。
B ADLとは日常生活動作のことをいう。
C ADLが高ければ高いほどQOLも高い。
D IADLとは手段的日常動作のことをいう。
E ADLとIADLは同じ意味である。

①A、C　②B、D　③C、D　④A、D　⑤C、E

解答欄

問2 **介護予防・介護支援について、誤っているものの組み合わせはどれか。**

A 口腔の状態が悪ければ全身にも悪い影響が出る。
B 介護予防と喫煙習慣は関係がない。
C 介護予防と生活習慣には密接な関係がある。
D 介護者は要支援者の全身機能の回復を支援する必要がある。
E 歯磨きのできる要支援者には口腔ケア支援は必要がない。

①A、B　②B、E　③C、B　④B、D　⑤A、E

解答欄

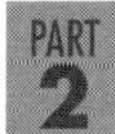

第1章●演習問題 解答と解説

問1

解答 → ⑤（C、E）

解説
A QOL（生活の質）は、人が生活するうえでどれだけ人間らしい生活や自分らしい生活を送っているかを評価する概念であり、バランスのよい食事はQOLの向上に大きく影響する要素です。

B ADLは、Activities of Daily Livingの頭文字であり、食事・更衣・移動・排泄・整容・入浴など生活に不可欠な基本的な日常生活動作のことをいいます。

C ADLが高くても、生活に生きがいや意欲が見いだせなければ人間らしい生活をしているとはいえず、ADLが高ければ高いほどQOLも高いとはかぎりません。

D IADLは、Instrumental Activities of Daily Livingの頭文字であり、買い物・洗濯・掃除・金銭管理・服薬管理・乗り物に乗るなどの手段的日常動作のことをいいます。

E IADLはADLより高次な動作のことであり、同じ意味ではありません。

問2

解答 → ②（B、E）

解説
A 口腔の状態が悪ければ食事に影響し、全身の健康状態に悪い影響を与えます。

B 喫煙習慣などの生活習慣は、介護予防の観点で見過ごせないものです。

C 介護予防を意識した場合、不規則な生活習慣などは改善すべきです。

D 介護者はできるだけ要支援者の全身機能を活用しながら回復に結びつくような支援をすることが必要です。

E 自分で歯磨きを行える要支援者に対しては、磨き終わったあとに相手の口腔内を観察し、磨き残しの清掃などの口腔ケアを支援します。

第2章
環境の観察法

1 生活環境と口腔環境

1 生活環境の調整

生活環境については、**物理的環境・人的環境・地域社会環境**の３つが重要です。物理的環境とは、生活する家や施設の環境、生活するうえで感じる空気・光の状態、騒音の有無など、自分の意思とは関係なく存在し、自分の力だけでは変えにくいもののことをいいます。また、人的環境とは、家族、友人、介護・医療スタッフなど、周囲の人との関係をいいます。そして、地域社会環境とは、利用可能な社会保険制度、医療・保険サービスといった公共資源などをいいます。

この３つの環境は、私たちと密接に関係し合い、相互に作用し合います。たとえば、どれほど素晴らしい介護施設であっても、介護スタッフに問題がある場合には利用者にストレスを与えます。また、介護をする人が素晴らしくても、社会保険制度が利用できないために生活のうえでさまざまな困難が起きることもあります。その結果、生活への意欲が失われることもあります。

生活環境の調整は、ストレスを排除し、困難のない生活を送るうえでの大事な要素になります。

2 生活環境の衛生管理

生活環境については、衛生管理に気を配ることが重要です。口腔ケアにより口腔内の衛生状態を良好にしても、生活環境の衛生状態が悪ければ、健康に悪影響を及ぼします。たとえば、誤嚥(ごえん)性肺炎の予防のために口腔ケアを徹底しても、カビやほこりで汚染された部屋で生活を続けていれば、肺炎を発症させるリスクは軽減されません。

また、口腔ケアに使用する道具や用具の衛生管理についても注意が必要です。口腔ケアの際は、本人が使い慣れた歯ブラシやコップなどを使用しますが、使用する道具や用具がカビや細菌、食渣(しょくさ)（食べかす）などで汚れていれば、かえって口腔内を汚染することになります。同様に、身に触れる物の衛生管理にも気をつけなければなりません。

なお、ペットを飼っている場合は、ペットとの接触についても配慮が必要です。家庭だけでなく、介護現場でも、アニマルセラピーなどのように、動物とのかかわりのなかで心の癒(いや)し効果をねらう活動が行われることがあります。動物との触れ合いのあとは、手をよく洗いうがいをする必要があります。なぜなら、犬や猫などの動物は、細菌をはじめ、寄生虫やノミ、ダニなどを保有していることがあります。特に、口は感染経路となりやすい場所であるため、動物とキスをしたときには必ずうがいをするべきです。

口腔ケアも、生活環境のさまざまな面に気を配り、支援していくことが大切です。

3 ■ 口腔環境の調整

口腔環境とは、歯の状態、咬合(こうごう)状態、歯周組織の状態、口腔内の細菌の存在や汚れの程度、唾液の量や性質といった口腔内の状態をいいます。

Part 1 第３章３で述べたとおり、ウ蝕(しょく)（虫歯）や歯周病が進行すると、心臓病や肺炎、糖尿病などさまざまな全身疾患を引き起こします（Part 1 第３章３**図表3-5**参照）。

また、咀嚼（そしゃく）や嚥下（えんげ）がうまく行えなくなると、頭痛や肩こりの症状が出たり、誤嚥性肺炎のリスクが高まったりします。

なお、Part１第２章４で述べたとおり、口腔内の細菌を減らして口腔環境を整えるために大きな役割を果たしているのが唾液です。口腔ケアの際には、唾液の観察が大切です。

4 ■ 口腔環境の観察

口腔内の異常の有無や、歯磨きの磨き残しの有無などを確認する際、まず、必要なことは、相手に口を開いてもらうことです。しかし、力を入れて口を開くと、頬が引きつれて、かえって口の奥の様子が見づらくなります。歯磨きの際にも、力を入れすぎて口を開くと、歯ブラシが奥歯まで届きにくくなります。したがって、頬の筋肉をリラックスさせた状態で口を開いてもらうことが大切です。

口腔内の観察をする際は、歯だけではなく、舌の表面、舌の裏面なども確認します。ペンライトなどの照明を用いて見ることで、より正確な観察ができます。

歯の観察については、歯間部、歯頸部、裂溝（れっこう）（Part１第４章７参照）などに歯垢が残っていないかを確認します。歯垢はクリーム色をしていますが、薄い歯垢は観察しづらく、見落とす可能性があります。

より正確な観察をするためには、**歯垢染色剤**が有効です。月に１回程度、歯垢染色剤で定期的に検査をすると効果的です（Part１第４章７参照）。

5 ■ 生活習慣の観察

生活習慣は人それぞれですが、次のような生活習慣は口腔内に悪影響を及ぼすおそれがあり、注意が必要です。

①たばこを吸っているか。
　歯周病になりやすく、悪化する恐れがある。
②夜寝る前に歯を磨かない。
　睡眠中は細菌が増える条件が整う。
③１年以上歯科を受診していない。
　口腔内に問題があっても気がつかないおそれがある。
④甘い間食が多い。
　糖質はウ蝕（しょく）（虫歯）の原因菌の繁殖を助ける。
⑤運動をしていない。
　体力を維持し、活動的で健康的な生活が送れていない。
⑥過剰な飲酒をしている。
　肝臓やその他の臓器の健康障害に関係する。

　それぞれの人の生活習慣を観察することで、危険因子も早期に発見できます。

2 全身状態の観察法

1 ■ ADLの観察

全身の観察には、多数のポイントとなる項目があります。おもにバイタルサイン（Part 1 第４章１参照）の観察と日常生活動作の観察がありますが、ここでは日常生活動作の観察について基本的な観察事項を説明します。

日常生活動作を観察することで、ケアを行う相手が普段と同じように健康かどうかを見極められます。健康状態に問題があった場合、早い段階で発見できれば予防・回復に有益となります。

（1）排泄

排泄（排尿・排便）は、何らかの原因で阻害されると、身体に悪影響を及ぼします。日常の排泄状態を観察し、異常の早期発見に努めましょう。

- **排尿**……尿量（１日量と１回量）、回数、色、浮遊物の有無、残尿感、排尿困難、尿失禁などを観察します。
- **排便**……便量（１回量）、回数、色、臭気、混入物（血液・不消化物など）、腹部不快、残便感、状態（便秘・下痢）などを観察します。

（2）睡眠

睡眠は、多ければ多いほどよいというものではなく、本人にとって必要なだけ得られているということが大事です。

睡眠は、順調な生活リズムの指標の１つといえます。

最近寝付きが悪い、睡眠時間が短くなった、眠りが浅い、よく眠れない、昼間うとうとするといった訴えに注意します。孤独感・ストレスなどにより精神的に不安定になると、睡眠にも影響が出ます。本人に心配ごとや悩みがないかに注意します。

また、暑い寒いなどの気温と湿度の変化、換気・寝具などの環境の変化も、睡眠に影響を及ぼします。

（3）清潔

からだの清潔を保持することにより、次のような効果があります。

①爽快感が得られ、精神的にリラックスできる。
②感染を防止する。
③血液の循環をよくし、発汗・体温調節を円滑にする。

また、入浴時は、全身の皮膚の観察ができるよい機会です。入浴前には必ずバイタルサインにより、普段と比べて異常がないかを確認します。

2 ■ 食事時の観察

体力強化による感染症予防や全身の機能維持、生活の質（QOL）の向上のためには、食事が重要です。病気の進行や加齢とともに、食事の摂取を阻害するさまざまな問題が起きてきます。食事を規則正しく十分に摂っているか、毎日の観察が大切です。

①食事量と内容は適切か
②食欲はあるか
③吐き気はないか、胃の気持ち悪さはないか、嚥下（えんげ）に問題はないか、むせはないか
④口内炎・歯肉炎はないか
⑤全身のむくみはないか
⑥皮膚の張りやつやはどうか
⑦１日の水分量は適切か（制限がある場合は、制限を守っているか）
⑧体重の増減はあるか
⑨義歯を使用している場合、義歯は合っているか

PART 2 第2章● 演習問題

問1 生活環境・口腔環境について、誤っているものはどれか。

A 生活環境には、物理的環境、人的環境、地域社会環境がある。
B カビやほこりで汚染された生活環境は肺炎のリスクがある。
C 動物との触れ合いの後は手を洗い、うがいをする必要がある。
D 口腔環境とは「歯磨きができる環境」を指す言葉である。
E 唾液は口腔環境を整えるために大きな役割を果たしている。

①A ②B ③C ④D ⑤E

解答欄

問2 口腔内の観察法について、誤っているものはどれか。

A 口腔内の観察時にはできるかぎり口を開けて奥までよく見ることが大切である。
B 歯の観察には歯垢染色剤が有効である。
C 歯の観察時にはどこに歯垢が残っているかを確認する。
D 口腔の観察時には舌の表面や裏側も確認する。
E 口腔の観察によって異常を発見したときは、適切な対応が必要である。

①A ②B ③C ④D ⑤E

解答欄

問３ 全身状態の観察法について、誤っているものはどれか。

A　全身の観察には、バイタルサインと日常生活動作の観察が大事である。
B　日常の排泄状態の観察は、尿量と色だけで把握できる。
C　睡眠は本人が必要なだけ得られていることが大事である。
D　からだの清潔に保つことには、感染を防止するという効果がある。
E　食事は規則正しくとっているか毎日の観察が大事である。

①**A**　②**B**　③**C**　④**D**　⑤**E**

解答欄

PART 2 第2章● 演習問題 解答と解説

問1

解答 → ④ (D)

解説 **A** 生活環境には、物理的環境、人的環境、地域社会環境があります。物理的環境とは、自分の意思とは関係なく存在し、自分の力だけでは変えにくいもののことをいいます。人的環境とは、周囲の人との関係をいいます。地域社会環境とは、利用可能な公共資源などをいいます。

B たとえ口腔環境がよくても、生活する場所の環境がカビやほこりで汚染されていれば肺炎のリスクがあります。

C 動物は、さまざまな菌を保有していることがあり、特に免疫力が下がっている高齢者は感染などに注意が必要です。動物との触れ合いの後は手を洗い、うがいをします。

D 口腔環境とは、歯の咬合状態、歯周組織の状態、細菌や汚れ、唾液の量や性質などの「口腔内の状態」を指します。

E 唾液には、抗菌作用、再石灰化作用、消化作用、潤滑作用、湿潤作用、洗浄作用などがあり、口腔環境を整えるために大きな役割を果たしています。

問2

解答 → ① (A)

解説 **A** 口腔の観察時には、できるかぎり口を開けようと力を入れると、頬が引きつり、かえって口の奥の様子が見えにくくなります。

B 磨き残しなどを正確に観察するためには、歯垢染色剤で染め出すと明確になります。

C 歯の観察時には、どこに歯垢が残っているかを確認し、磨き方の癖などを把握して口腔ケアに役立てます。

D 口腔の観察時には、舌の表面や裏側も確認し、舌の状態から全身の状態を把握して適切な処置に役立てます。

E 口腔の観察によって異常を発見したときは、歯科医師や医師に連絡することが大事です。

問3

解答　→　② (B)

解説　A　全身の観察をするときはバイタルサインや日常生活動作（ADL）の観察をして普段と同じ状態かどうかを見極めることが大事です。

B　日常の排泄状態の観察は、排尿と排便の観察をする必要があります。量と色のほか、回数・混入物・不快感・状態などを観察します。

C　睡眠は、順調な生活のリズムの指標といえます。寝付きが悪い、昼間うとうとしている、眠りが浅いなどに注意します。

D　からだを清潔に保つことは、感染を防止するほか、リラックスできる、体温調整を円滑にするなどの効果があります。

E　食事は体力強化や全身の機能維持、生活の質（QOL）の向上のために重要です。規則正しくとっているか、量と内容は適切かなどの観察が大事です。

第3章

症状に応じた口腔ケア方法

1 病気や障害をもった人の介護口腔ケア★

★介護口腔ケア推進士は、歯科医師法および歯科衛生士法（第５章１参照）の歯科医業を行えないことに注意しながら、口腔ケアを行います。たとえば、口腔ケアの際に出血が認められるなど口腔内に疾患や異常が認められる場合は、主治の歯科医師等にすぐに相談しましょう。また、病気や障害が疑われる場合は、主治の医師等とよく相談しましょう。

1 ■ 循環器系疾患をもつ人の口腔ケア

循環器系疾患とは、血液を全身に循環させる臓器である心臓や血管などの機能が低下する疾患のことです。高血圧、心疾患（急性心筋梗塞（こうそく）、虚血性心疾患、心不全）や脳血管障害（脳梗塞、脳出血、クモ膜下出血）、動脈瘤（りゅう）などがあります。

循環器系疾患がある人に対しては、日々の血圧測定が欠かせません。体温測定も並行して行い、その日の状態が正常なときと比べてどうなのか、よく確認したうえで口腔ケアを行います。血圧測定では、日中・睡眠中などの状況や夏・冬などの季節の違いによって血圧が変わることを念頭におきましょう。

（1）低血圧（症）(※) の人の場合

（※）低血圧（症）
測定時、最高血圧が100mmHg以下、最低血圧が60mmHg以下のいずれか、または、両方該当した場合に低血圧（症）とされます。

低血圧（症）とは、常時、血圧が基準値よりも低い状態をいいます。病気ではないのに起こる本態性低血圧、病気が存在しその症状として起こる症候性低血圧、立ったときに起こる起立性低血圧（立ちくらみ）があります。

特に、**起立性低血圧による転倒**に注意します。測定した血圧が正常時より低かった場合は、食事が終わって洗面所まで歯磨きに行く際などに、急に立ち上がらせないように気を配らなければなりません。

（2）高血圧（症）の人の場合

高血圧（症）は、両親から受け継いだ遺伝因子、食事内容などの生活習慣、肥満やストレスといったさまざまな要素が絡み合って発症します。

高血圧（症）の人の多くは、投薬療法を行っています。降圧剤のなかには口腔内・喉の渇き、唇・舌の荒れ、口腔内の異物感、吐き気・嘔吐（おうと）などの副作用を伴うものがあります。口腔ケアを行う際には、口腔内の渇き、唇・舌の荒れなどをよく観察して、乾燥や荒れが認められたら、まず、スポンジブラシに水やマウスウォッシュ、マウスジェルを含ませたものなどで口腔内を潤します。

高血圧（症）の人の場合は、**急激な気温の低下による体調の変化**に気を配ります。真冬に洗面所へ行く際などには、あらかじめ洗面所を温めておく必要があります。高血圧（症）の人を暖かい場所から急に寒い場所に連れていくと、末梢血管の血圧が上がり、脳溢血（のういっけつ）や心筋梗塞（こうそく）のリスクが高くなります。

低血圧（症）・高血圧（症）のいずれの場合でも、血圧の数値に著しい問題があるときは、「口腔ケアをしない」という選択も必要です。そして、内科を受診するなどして、血圧を正常に戻すことを第一に考えます。

Part１第３章３でも述べたとおり、口腔の毛細血管から歯周病菌などが侵入し、心臓疾患や血栓症を引き起こすことがあります。歯磨きをはじめとする口腔ケアは、循環器系疾患の予防という観点からも、きわめて大切なことです。なお、無理な力で口腔ケアをすると、歯肉（歯茎）や口腔内粘膜を傷つけ、細菌感染症を引き起こす可能性があるため、注意が必要です。

2 ■ 呼吸器系疾患をもつ人の口腔ケア

呼吸器系疾患とは、気管、気管支、肺などの呼吸器系に起こる疾患をいい、肺炎や誤嚥（ごえん）性肺炎、気管支炎、喘息（ぜんそく）などがあります。

口腔ケアを行う際には、５～10分程度口を開けることになりますが、口を開けることで呼吸が乱れる場合もあります。呼吸器系疾患がある人に対しては、口腔ケアの際の呼吸の乱れに注意しなければなりません。

呼吸が乱れる、苦しそうな表情を浮かべているといった異常を認めたら、いったん手を止め、必要に応じて休憩を入れます。

（1）咳反射が強い人の場合

咳反射とは、気管に異物が混入したときに排出・除去しようとする反射です。口腔ケアをする際は、咳による**唾液や唾液に含まれる細菌の飛沫（ひまつ）**を考慮し、使い捨てのマスクやメガネを用いて感染防護をする必要があります。ゴーグルと一体型になっている医療マスクも市販されています。また、度が入っていないメガネや花粉症用のマスクで代用することもできます。

（2）咳反射が弱い人の場合

特に、**誤嚥**に注意しなければなりません。誤嚥を防止する方法として、市販の増粘剤を使って水にとろみをつけることがあげられます。粘度が高い液体は、誤嚥の危険が低くなるためです。

なお、薬を常用している場合は、口腔ケアをする際に薬が咽頭（いんとう）に停留していないか観察する必要があります。咽頭に停留している薬は目視では確認できませんが、喉に何かが引っかかっている様子がうかがえるとき、薬を飲んだ直後に激しい咳が出たときなどは、医師の診断を受ける必要があります。

3 経管栄養を行っている人の口腔ケア

経管栄養とは、口から食事をすることができない人に行う処置のことです。代表的な経管栄養には、次のようなものがあります。

・**経鼻的胃管**（けいび）…鼻からチューブ（管）を通して胃に栄養を送る方法です。
・**胃瘻**（いろう）…………腹部に穴を開けてチューブを入れて胃に栄養を送る方法です。
・**腸瘻**…………腹部に穴を開けてチューブを入れて腸に栄養を送る方法です。

経管栄養を行っている人は、唾液が十分に分泌されないため自浄作用が低下し、口腔で細菌が繁殖しやすくなります。また、新陳代謝によってはがれ落ちた舌や粘膜の細胞が口の中にたまりやすくなります。このため、口から食事をしないのだから口腔内は汚れないだろうと考えるのは間違いであり、口腔ケアは必要です。★

★経管栄養を行っている人のほか、点滴だけで栄養をとっている人の場合も口腔ケアは必要です。

口腔ケアをする際には、チューブを抜かないように注意します。必要があれば、テープなどを用いてチューブを固定します。

うがいができる人の場合は、殺菌剤が配合された歯磨剤を使ってブラッシングをします。うがいができない人は、殺菌剤が入った含漱剤（がんそう）を歯ブラシに浸してブラッシングし、スポンジで仕上げをします。

なお、栄養を胃腸に送った直後の口腔ケアは避けるべきです。歯ブラシやスポンジによる刺激で嘔吐が起こるケースがあるため、経管栄養の人の口腔ケアは空腹時に行います。

4 ■ 糖尿病の人の口腔ケア

Part１第３章３でも述べたとおり、歯周病は糖尿病の危険因子です。一方、糖尿病は歯周病の危険因子でもあり、互いに悪い影響を及ぼし合っています。

歯周病菌から出る毒素が歯肉から血中に入ると、血糖値を上昇させ、糖尿病のコントロールが困難になります。一方、糖尿病によって免疫機能の低下、血管障害、代謝異常などが起こると、歯周病の発症リスクが高くなります。

糖尿病を発症した人は歯周病が治りにくいのですが、歯周病をコントロールできれば糖尿病も改善されます。したがって、糖尿病をもつ人の口腔ケアでは、まず、歯周病との連鎖を断ち切ることが必要になります。

糖尿病の人の多くは歯周病を罹患している可能性があり、日々の歯磨きによって歯周病予防に努めます。また、３か月に１度程度のペースで歯科検診を受け、歯周病の早期発見に努めます。すでに歯周病にかかっている人は、すみやかに歯科を受診し、歯科医師の治療・指導を受けなければなりません。多量の歯垢や歯石が見られ、特有の口臭があるため、歯の１本１本を丁寧にブラッシングする必要があります。

（1）糖尿病の人の場合

口腔ケアをする際には、全身状態を観察する必要があります。顔面が蒼白（そうはく）になり皮膚や粘膜が湿潤するのは低血糖昏睡です。顔面が紅潮して皮膚や粘膜が乾燥するのは高血糖昏睡です。

糖尿病の人は、口の渇きを訴えることがあります。唾液の分泌量が減っていると、口腔内の自浄作用が低下し、細菌が繁殖しやすくなるため、水分補給を頻繁に行うなどの注意が必要です。

（2）糖尿病性網膜症の人の場合

糖尿病性網膜症にかかって視力が極端に落ちている人の場合、歯ブラシと義歯ブラシを間違えたり、歯磨粉と間違えて洗顔クリームを歯ブラシに塗ったりすることも起こり得ます。糖尿病性網膜症の人の口腔ケアをする際は、洗面所に余計なものを置かないという配慮が必要です。★

★糖尿病性網膜症の人のほか、洗面所で歯磨きができる認知症患者の場合も、洗面所に余計なものを置かないという配慮が必要になります。

5 ■ 関節リウマチの人の口腔ケア

関節リウマチは、自己免疫疾患（※）の１つで、関節痛や関節の変形、筋力の低下などが起こる病気です。症状が進むと手や腕が変形したり、関節の動きが鈍くなったりして、日常生活動作（ADL）や手段的日常動作（IADL）の極端な低下が起こります。関節リウマチの人に対する口腔ケアでは、本人ができることは本人に任せるということが大切です。

（※）自己免疫疾患
異物を排除するための役割を持つ免疫系が、自分自身の正常な細胞や組織に対してまで過剰に反応し攻撃を加えることで引き起こされる疾患の総称です。

（1）歩ける人の場合

転倒などしないようにケアする人がしっかりと見守り、洗面所まで行かせます。

（2）歯磨きができる人の場合

できることはすべて本人に任せます。歯磨きが終わったあとは、口腔内をケアする人がよく観察し、磨き残しがあれば、残った部分の口腔ケアを行います。

義歯を着用している場合は、義歯の洗浄も可能な範囲で本人にさせ、ケアをする人が仕上げの洗浄をします。

関節リウマチの人は、からだを動かすことに多くの困難が伴います。しかし、本人ができることまで手助けすれば、運動機能や筋力の低下が進んでしまいます。また、歩行や歯磨き、義歯の洗浄などからだを動かすことは、すべてリハビリテーションの効果があります。この点からも、可能なかぎり本人に任せなければなりません。

ただし、関節リウマチの人が口腔ケアをしやすいように工夫をする必要もあります。たとえば、指が変形している人の歯ブラシには、ハンドル（把柄部（はへい））に粘土を巻いて握りやすくします。★ 義歯の洗浄には、固定式の義歯ブラシを使います。義歯ブラシが固定されていれば、関節の動きが鈍い人や筋力が低下している人でも、義歯を洗浄しやすくなります。

★シリコン粘土（シリコンラバー）や紙粘土をハンドルに巻きつけて関節リウマチの人に握らせ、本人の手に一番合った形のハンドルに調整します。

一方で、できることの範囲をよく見きわめなければなりません。関節リウマチが進行すると、首をうまく曲げられない、顎関節が変形してうまく口が開けられないといった症状も現れます。こうした症状が見られた際には、早めに医療専門職に助けを求めていくべきです。

6 ■ うつ病の人の口腔ケア

うつ病は心の病気ですが、症状がからだに現れることもよくあります。うつ病に関連する口腔疾患には、味覚障害や歯の痛み、歯痛とは異なる違和感、カンジダ菌の増殖による疾患、顎関節痛などがあります。このほか、起床時の口腔内の乾燥感や苦み、ねばねば感といった症状が出ることもあります。

歯科を受診して治療を受けても、毎日の口腔ケアをしっかり継続していても、うつ病が治らないかぎりは症状の改善が期待できません。★

からだの機能が低下する、重い病気にかかる、妻や友人と死別するといったことは、うつ病のきっかけになります。たとえば、重度の糖尿病の人が手足を切断することになった場合、強い精神的衝撃が生じ、うつ病の原因になる可能性があります。また、認知症の人が介護施設に入所することになった場合、「なぜ自分はここにいるのか」ということが理解できず、孤独感に苦しめられ、うつ病の原因になる可能性があります。要支援者や要介護者は、総じてうつ病のリスクが高いといえます。ケアをする人は、相手の生活環境や心の問題にまで目を向け、医師や歯科医師と連携していかなければなりません。

★口腔疾患が見られたときにうつ病を疑うことは困難ではあります。しかし、症状がなかなか改善されないときは、うつ病を疑う必要があります。

7 ■ 認知症の人の口腔ケア

認知症がある場合、自発的に歯磨きをするという行動が起きにくくなります。また、周囲の人が強制的に行おうとすれば、拒否や暴言などが見られ、その後のケアが難しくなります。生活のリズムの中に口腔ケアを組み入れて、時間を決めて歯磨きや口腔内清掃を行いましょう。★

認知症の人の場合、義歯を着用している場合は、義歯を入れるのを忘れたり、捨てたり、しまい込んで忘れたりということがあります。また、無理に口を開かせようとしたり、歯ブラシを口腔内に入れようとしたりすると、思わぬ事故につながるため、強制的な口腔ケアは禁物です。

★口腔ケアは、食事の後だけでなく食事の前や就寝前・起床後にも行うと効果的です。

2 状況に応じた口腔ケア方法

1 ■ 薬を常用している人の口腔ケア

薬の飲み方や使い方を誤ると、症状が悪化したり薬の副作用が起きたりするおそれがあります。

処方薬と市販薬を使う場合は、医師や薬剤師に相談をしてください。

2 ■ 寝たきりの人の口腔ケア

寝たきりの状態になると、口腔ケアがおろそかになりがちです。まず、口腔内を観察して口内炎や歯の動揺（ぐらつき）といった問題がないかを観察します。

口腔ケアを行う際には、特に誤嚥に注意する必要があります。座位[※]をとれない人は、本人に無理をさせない範囲で上体を起こした仰臥位[※]でできるだけ顔を前方に倒します。または、側臥位[※]で顔を横に向けて頭部を下に向かせるようにします。

（※）座位
いすやベッドに腰かけた姿勢です。
（※）仰臥位
上を向いて寝た姿勢です。
（※）側臥位
腕を下にして、横を向いて寝た姿勢です。

図表３-１　仰臥位と側臥位

①仰臥位

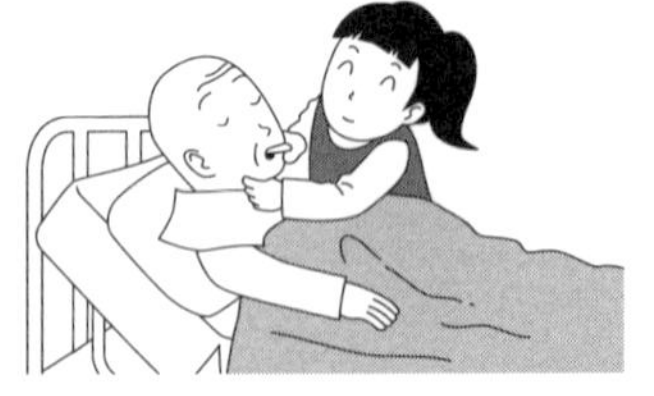

ベッドの背もたれを起こす、または、背中の下に枕を置くなどする。

②側臥位

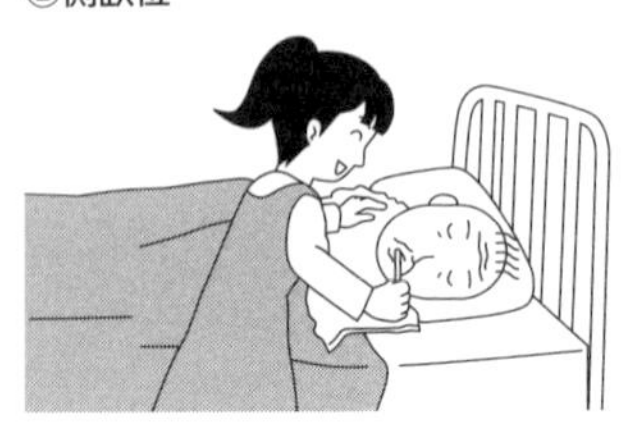

しかし、座位をとれない人にとっては、仰臥位や側臥位の姿勢でも負担になることがあります。口腔ケアを行う際には、安全に介助ができる姿勢をとっておきましょう。

3 ■ 首が動かない人の口腔ケア

運動障害によって首の前屈・後屈・回転が不自由な人であっても、手や腕などに障害がなければ、ほとんどの場合自分で口腔ケアができます。

ただし、顔を上に向けてうがいをしたり、誤嚥を防ぐために下を向くことが難しいため、口をすすぐときに介助をしたり、口腔セルフケアの最中に見守ったりする必要があります。また、磨き残しがないかといった観察も行いましょう。

4 ■ むせやすい人の口腔ケア

食べ物や飲み物を嚥下(えんげ)するとき、食道に入るべきものが気管に入りそうになると、それを防御するためにむせ（Part 1 第３章６参照）が起こります。

むせやすい人は、水でもむせることがあるため、口腔内の清掃は、うがいをするのではなく、口腔ケア用ウエットティッシュペーパーで拭い取るといった方法を選びます。この場合、舌根(ぜっこん)に刺激を与えないように注意しましょう。

5 ■ 意識障害のある人の口腔ケア

意識障害のある人に対しては、できるだけ声を掛けながら口腔ケアを行うことが大切です。嚥下反射などさまざまな反射機能が低下しているため、誤嚥させない注意が必要です。

なお、口に歯ブラシなどを入れると、反射的に噛む人もいます。この場合は、開口保持用具(※)を使用する方法があります。

(※) 開口保持用具
指ガード、バイトブロック、バイトチューブ、バイトプロテクションなどの種類があります。ゴム製やプラスチック製があります。

6 ■ 痰が絡みやすい人の口腔ケア

痰が出る原因はさまざまあります。嚥下障害、のどの炎症、気管支の炎症、肺の病気などです。また痰の形状も、粘性のあるものからさらっとしたものまで、さまざまです。

痰の排出は咳払いなどで排出できますが、加齢で咳払いの力が衰えている高齢者は自力での排出が困難になります。痰があるままで口腔ケアを行うと、誤嚥の原因にもなるので、痰の吸引や吐き出させるなど、事前の排除が必要です。

寝たきりの人は痰が絡みやすい傾向があります。そのような方には、体位の変換やタッピング★などで痰の排出を介助します。体位の変換で注意することは頭の位置は肺の位置より高くすることです。頭の位置が低いと痰が逆流して誤嚥を起こす可能性があります。

★タッピング
上体を起こし、手のひらを丸めて、痰の絡んだ場所をやさしくたたいてあげましょう。その際、咳払いするリズムに合わせて、背中などを軽くたたいて介助します。

COLUMN

口腔ケアとQOLの向上

食べることは、単純に生命を維持するためだけのものではなく、人生の楽しみであり、喜びにつながるものでもあります。「おいしいものを食べることが、何よりの楽しみ」という人も多いでしょう。おいしいものを食べることが、幸福感・満足感につながり、生活の質（QOL）の向上にもつながります。

本章４～５には、実際の介護現場の事例を載せています。事例から口腔ケアの大切さを学びましょう。各事例の最後に示した「まとめと参考」を実践してください。

3 介護現場での口腔ケアの実際

1 認知症の人の開口拒否

口を開けたくても口腔に障害があって開けられない人を「開口障害」、自ら口を開けない人を「開口拒否」といいます。

ここでは認知症の人の「開口拒否」の理由と対策について述べます。認知症はその病状の進行とともに、口腔に関しての行動様式も変化します。「歯磨きを忘れる」「自分では歯磨きができなくなる」「義歯の脱着ができなくなる」「義歯の装着を拒否する」「口腔清掃の介助を嫌がる」などの反応が出現します。これらの行動が見られた際は、認知症の行動様式★であると知っておく必要があります。

★この行動様式は個人差があり、必ずしもすべての患者が同じ行動様式を示すわけではありません。

上記の症状があり、かつ日常生活では「会話ができる」「食事がとれる」「大きなあくびができる」のに、「口を開けない人」の原因は下記のような心理的な理由が考えられます。

1．他人の前で口を開けるのが恥ずかしいという感情
2．自分の口臭が気になる
3．何をされるのか不安
4．介護者の指示が理解できない
5．初めから痛いと思い込んでしまう
6．過去に歯磨きの不快感を感じたことがある
7．口腔ケアの必要性が理解できない

「開口拒否」の認知症の高齢者と向き合うには次のことが大切になります。

(1) 信頼関係を作る

安心感を与えるためにスキンシップを図りながら相手に「お口の中をきれいにしましょうね」等と語りかけ、歯ブラシを見せたり、口角に触れたりすることも効果的です。「心を開けばおのずとお口は開く」ものです。根気強く相手を観察して人として知り合えることが大切です。

(2) マッサージする★

緊張や拘縮した口腔周囲筋をほぐし、リラックスさせることが重要です。口腔ケアには以下の４つが効果的です。

①唾液腺マッサージ

唾液腺を軽く押すマッサージです。唾液腺は耳下腺、舌下腺、顎下腺の３つがあります（Part１第２章４参照）。高齢になると唾液は出にくくなります。唾液が少ないと口腔内の乾燥が進み、口臭の原因になったり、口唇が開けにくくなります。唾液腺マッサージの効果は、

・お口の周りの筋肉の緊張がほぐれる
・コミュニケーションがとれる
・声が出しやすくなる
・唾液が出てお口の中が潤う
・口臭が緩和される

など、要介護者とのスキンシップが伴うので信頼感が向上し要介護者に安心感を与え、開口誘導としては効果的です。

★肩甲骨マッサージ
上体の筋肉がこわばっていると、嚥下がスムーズにいかなくなったり、誤嚥をしてしまいがちになります。特に固くなるのが肩甲骨です。肩甲骨マッサージすることで、嚥下機能の改善、誤嚥の事故防止につながります。

★アイスマッサージ
これは摂食・嚥下障害の基礎的訓練です。これを行うことでむせの減少、飲み込みの誘発につながります。嚥下反射を促す効果的な訓練です。方法は水につけて凍らせた綿棒を上顎全体、舌をそれぞれ10回程度刺激します。

★Kポイント
開かない口を開けさせるテクニックとして口腔内にあるKポイントと呼ばれる部位を刺激する方法があります。
Kポイントは歯列の一番奥の内側にあります。下の歯列に沿って指を入れぶつかったあたりの内側をそっと押して刺激すると開口することができます。Kポイント刺激法は歯科医師から指導を受ける必要があります。開口出来たら開口補助具で開口をキープするとよいでしょう。

耳下腺

耳たぶのやや前方上の奥歯のあたり、5～10回ほど指で軽く押します。

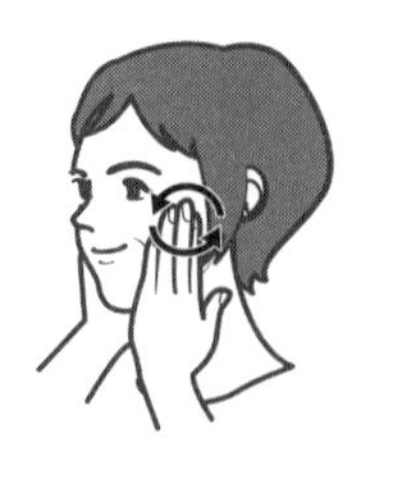
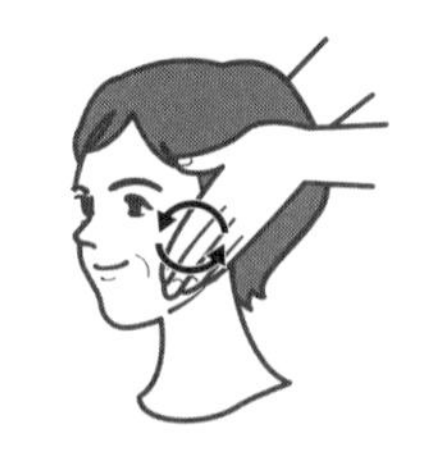

顎下腺

顎の骨の内側の柔らかい部分、5～10回ほど指で軽く押します。

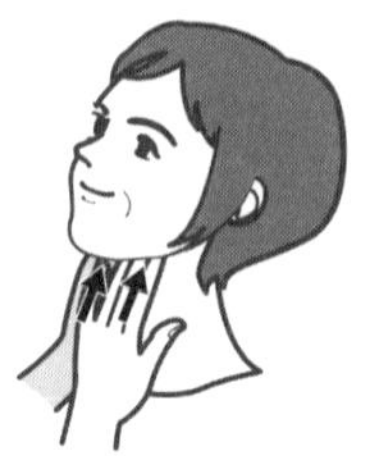
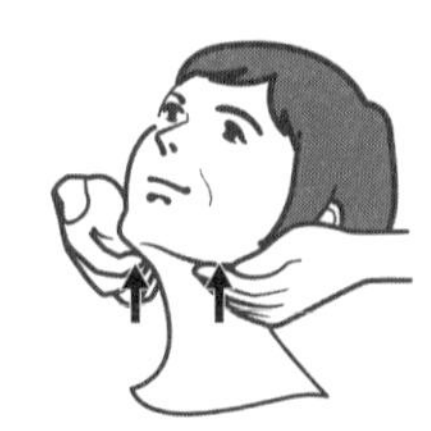

舌下腺

下顎から舌を押し上げる、5～10回ほど指で軽く押します。

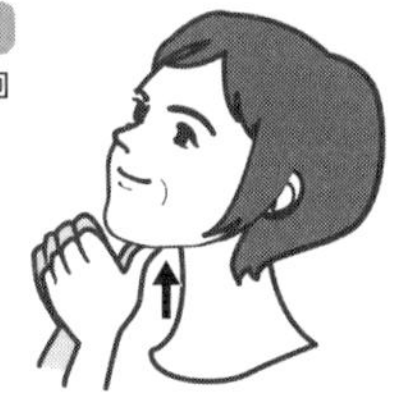
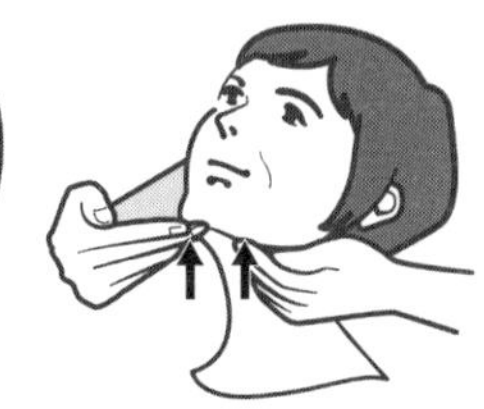

②オトガイ筋のマッサージ

オトガイ筋は下顎の前面中央部に梅干しの種のようなしわを作り、隆起させる筋肉です。口唇に緊張があって「開かないお口」の人は、ここをマッサージすることで緊張が解けて開口しやすくなります。

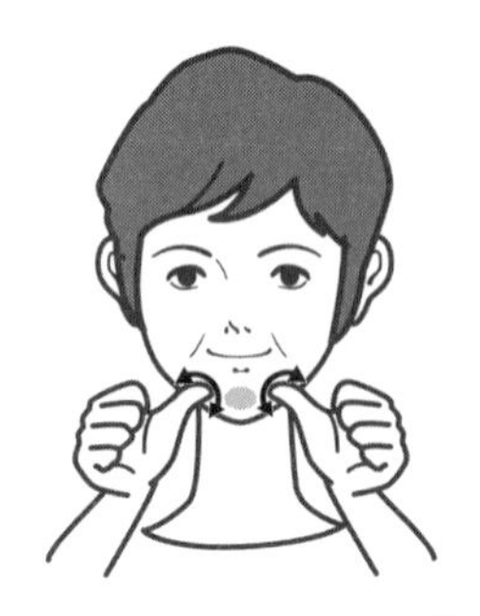

下顎の前面中央部にできるシワの両側を親指で円を描くようにマッサージします。

③口腔周囲筋マッサージ

口腔周囲筋とは唇やほほ、舌、あごなどを含む、口周りの筋肉のことです。高齢になると口を使わなくなり、その働きは徐々に低下します。口腔周囲筋のストレッチをすることで筋肉の動きの改善につながり、お口を開けやすくなります。

舌の訓練

❶

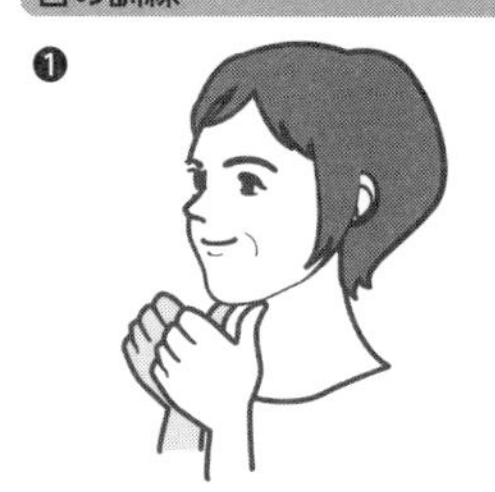

あごの下に両手の親指をあてる。

❷

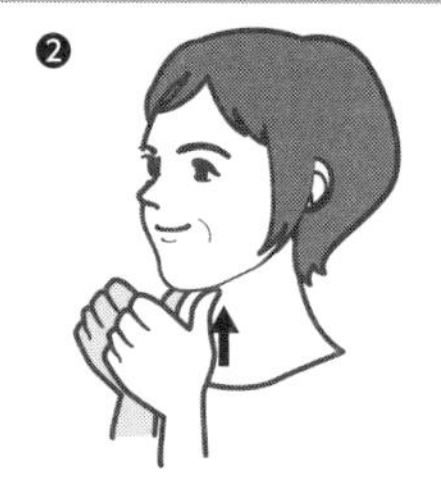

垂直に上にグッと力を加えて押す。

※ポイントは、舌が持ち上がる位の力で押すことです。グッとかなり強めに力をかけると、舌が持ち上げられている感覚がわかります。

唇のマッサージ

❶

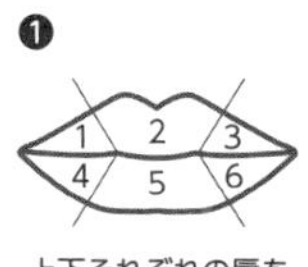

上下それぞれの唇を3分割する。

❷

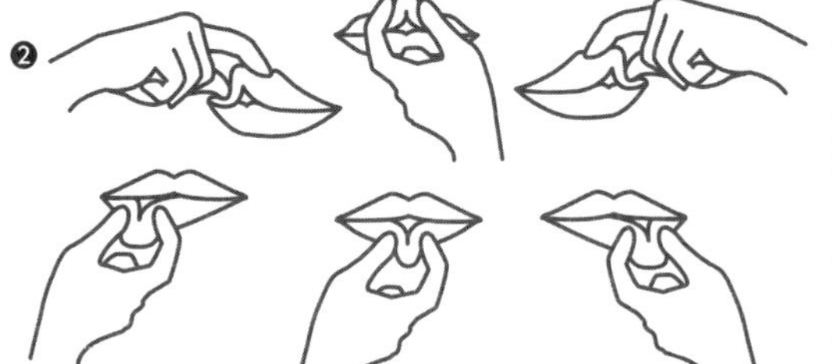

一ヶ所ごとに親指と人差し指を使って5回ほど縮めたり伸ばしたりしてストレッチをする。3分割した箇所すべてに行う。

④フェイスマッサージ

口の周りや顔全体の筋肉をマッサージします。術者は利用者の後ろから行います。入れ歯の人は入れ歯を外して行います。

1．顔全体をやさしくもみほぐします。
2．手のひらでお口の周りをマッサージします。
3．頬の中心をマッサージします。
4．こめかみをマッサージします。

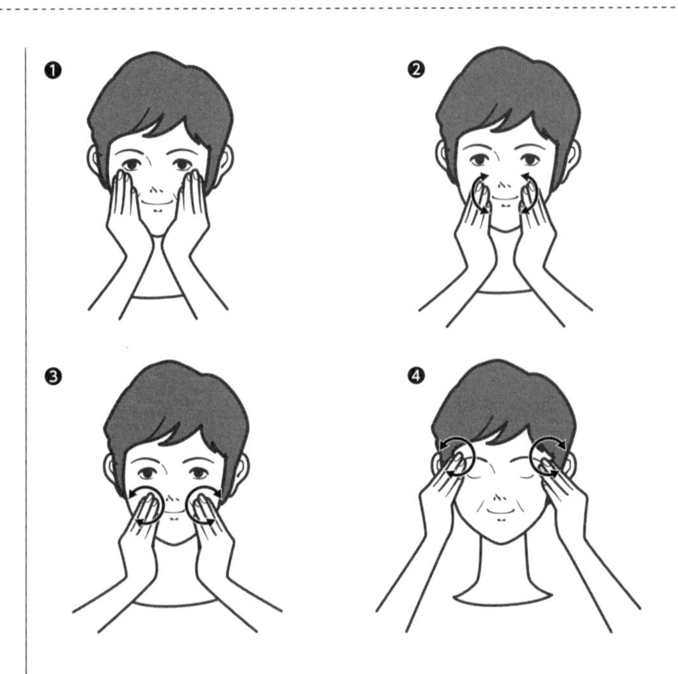

（3）話をしなくなった人の観察

口腔内の異変は摂食・咀嚼・嚥下機能に直接関係して健康を阻害する恐れがあります。また口腔内の磨き残しなどで不快な思いから気分がすぐれないこともあります。

話すことは人間らしく生きるために欠かせない機能であり、身近な人との意思疎通ができなくなると、社会生活も消極的になります。

そうしたことからも高齢者がおしゃべりをしなくなったら、口腔内に異変が生じたか、なぜ気分が落ち込んでいるかを注意して観察し、できるだけ本人の気持ちに寄り添って会話をします。口腔内に異変があれば歯科医師に相談する必要があります。

（4）　苦痛の軽減

認知症の方の中には口腔を含め、自分の身体的状況を的確に訴えることができない方もいます。口腔ケアでは、なるべく苦痛のない、気持ちのよいケアを心がけます。口腔ケアに対して抵抗感や拒否感が強い場合は、時間を変えてみたり、機嫌のよい時におこなったり、相手のペースで行うことも必要です。実際の口腔ケアでは、まず要介護者の口腔内の様子や顔の表情、反応などを観察することから始め、徐々に歯ブラシを口の中に入れてケアします。その際、以下のこと念頭に行います。

1．ケアを無理強いしない
2．口腔を潤すなどして身体的状況を整える
3．痛みを与えない約束をするなど安心感を与える
4．口腔ケアに伴う苦痛を理解してあげる
5．痛みを確認しながらケアをする
6．不快な場所は刺激せず後にする
7．保湿剤などで疼痛を減少させる
8．疲れがみえたら休憩する

COLUMN

「８０２０（ハチマルニイマル）運動」とは？

1989年（平成元年）より厚生省（当時）と日本歯科医師会が推進している「80歳になっても20本以上自分の歯を保とう」という運動です。20本以上の歯があれば、食生活にほぼ満足することができると言われています。そのため「生涯、自分の歯で食べる楽しみを味わえるように」との願いを込めてこの運動が始まりました。楽しく充実した食生活を送り続けるためには、妊産婦を含めて生まれてから亡くなるまでの全てのライフステージで健康な歯を保つことが大切です。ぜひ「8020」を目指してください。

（日本歯科医師会HPより）

4 事例で学ぶ口腔ケアの方法①
麻痺のある人の事例

●事例の背景・症状

田中さん（71歳・男性・要介護３）は、現在、妻の洋子さんと２人暮らしです。

田中さんは、高校卒業後40年以上、機械工場で働き通しました。かつては、同僚とビールを飲んだり、麻雀（マージャン）をしたりするのを楽しみにしていました。26歳のときに結婚しましたが、妻は病気で亡くなり、洋子さんと再婚しました。子どもはいませんでしたが、洋子さんとカラオケをしたり、焼き肉を食べに行ったりするのを楽しみにしていました。

田中さんは、大きな病気をすることもなく健康に過ごしていましたが、50歳代後半から健康診断で高血圧と指摘され、薬を飲むようになりました。しかし、特に自覚症状がなかったために、薬は飲んだり飲まなかったりといった状況でした。60歳で定年を迎えましたが、65歳までは工場の手伝いなどで働き、その後は家での生活が多くなりました。

ところが田中さんは、68歳のときに脳梗塞（のうこうそく）を起こし入院しました。その後、退院し自宅で暮らしていますが、右半身が不自由になりました。洋子さんは昼間働いていて、田中さんは普段はベッドで生活しています。田中さんの住まいは30年前に建てられた団地の３階ですが、エレベーターが設置されているため、外出時には車いすの移動が可能です。部屋は２DKで、和室に介護ベッドを置いて田中さんの居室にしていました。

洋子さんの留守中、身の回りの介護をしてもらうために、訪問介護サービスを利用しています。介護ベッドは、自由に動く左手が使えるように配置されていますが、自分で立ち上がることが難しく、家の中を移動するのにも人の手を借りなくてはなりません。身長が175cmと大柄な田中さんを介助してトイレなどに連れて行くのは、なかなか大変なことです。

●食事についての困難

田中さんは、右手に麻痺（まひ）が残るため、左手でスプーンを使って食事をしています。しかし、もともと右利きであるうえに、口にスプーンを持っていく際にうまくからだを動かせないため、食べ物をこぼしてしまうことがよくあります。食べ物で衣服や床を汚すこともあり、田中さんは、つらい思いをしていました。

脳梗塞の発症以来、長年使っていた総入れ歯が合わなくなっていました。しかし、総入れ歯を使わずに食事をすると、噛みにくくて食べづらいため、食事をすることが苦痛にさえなってきました。

洋子さんは、食事ができないと体力が衰えてしまうと心配し、田中さんに歯科を受診するように勧めました。しかし、田中さんは、通院するのは大変だからと嫌がり、なかなか受診しようとしませんでした。洋子さんが困っているところに、田中さんを担当するケアマネジャーの佐藤さんから、歯科医師が自宅に診療に来る訪問歯科という方法があることを聞きました。そこで早速、訪問歯科診療を行っている歯科医院を佐藤さんに紹介してもらうことにしました。

●総入れ歯が痛む理由

訪問歯科診療に来た山本医師は、田中さんに状況を尋ねました。

田中さん：『入れ歯が痛くて、うまく噛めないのです』
山本医師：『では、口の中をよく見せていただけますか。口を開けることができますか』
田中さん：『あー』（口を開ける）
　山本医師は、しばらくの間、丁寧に口の中を診察してから、田中さんに原因を説明しました。
山本医師：『田中さんの入れ歯は、今の口の中の状態と合わなくなっているようです。上顎の歯茎に炎症があります。そこに当たるから入れ歯で噛もうとすると痛いのでしょう。細菌性の痛みではないようです』
　そして山本医師は早速、訪問歯科診療用に携帯している道具を使って、総入れ歯の調整をしました。
　調整が終わると、山本医師は、『入れ歯を使い続けるために、口の中を清潔にしておくことが非常に大事です。今日は取り急ぎ、炎症に当たっているところを調整しておきました。また、診療に来ますから、そのときに具合を教えてください』と言いました。
　こうして、１回目の訪問歯科診療が終わりました。

●在宅生活での変化

　２回目の訪問歯科診療の日になりました。山本医師は、田中さんに『この前と比べて、いかがですか』とその後の状況を尋ねました。
田中さん：『おかげさまで、前よりは噛めるようになりました』
洋子さん：『食べる量も少し増えてきて、食事にかかる時間は逆に少し短くなりました』
　田中さんに付き添っていた洋子さんも、嬉しそうにしています。山本医師は、喜んでいる田中さんと洋子さんに、食事の前の口腔リハビリテーションについて話しました。

山本医師：『両手で頬を動かしたり、“あ、い、う、べー”などと声を出して口を動かす練習をしたりします。このような口腔リハビリテーションによって口の筋肉が動かしやすい状態になり、唾液の分泌が促され食事をとるのも楽になります』

●食生活の変化

３回目の訪問歯科診療の日になりました。山本医師は、田中さんと洋子さんに、『徐々に、右手で食事ができるようにしてみたらいかがでしょう』という新しい提案をしました。

山本医師：『田中さんは、右側に麻痺がありますね。実は不自由なのは、手足ばかりではありません。口の中でも、右側に食べ残しが残りやすくなっています。注意しておかないと、食事のときにむせたり、誤って食べ物が気管に入ったりする可能性もあります』

山本医師は、田中さんの身体状況と、誤嚥と誤嚥性肺炎の危険性について説明しました。そして、右側を使うリハビリテーションの重要性と、右側が使えるようになる可能性について話し、指先を動かす運動などを教えました。

田中さんは、右手の一部がこわばっていて、その部分を少し押すと『いや、そこは痛い』と悲鳴を上げて拒否しました。

山本医師：『最終的な目標は、また箸で食事ができるようにすることですが、それまでには少し時間がかかると思います。でもあせらず、あきらめず、毎日少しずつリハビリテーションをしていきましょう』

そして、田中さんは、右手で食事ができるようリハビリテーションを始めました。

●身体機能の回復

何度かの訪問歯科診療を通じて、田中さんは、徐々に洋子さんと同じ物が食べられるようになっていきました。また、田中さんは、右手でスプーンを持つ練習を始めました。

ケアマネジャーの佐藤さんは、担当の医師、訪問介護の介護ヘルパー、デイサービスのスタッフなど、田中さんをサポートする人全員がすべての情報を共有できるように連絡をしました。これにより、田中さんの身体的な状況の変化やリハビリテーションによる変化が把握されていきました。★

★お互いに情報を共有し、目標を確認しあって支援していく、「多職種との協働」の例です。

山本医師は、『田中さんが総入れ歯できちんと噛めるようになったことと、身体的機能が回復することには、重要な関係があるのです』と言いました。

山本医師：『総入れ歯がしっかりと固定できると、奥歯で噛み締められるようになります。立ち上がる動作を考えてみてください。口を開けて立ち上がるのと、奥歯を噛み締めて立ち上がるのでは、どちらが楽でしょうか。人間は、噛み締めることで力が入るのです。野球でバットを振るときや、ゴルフクラブでインパクトするときも同じです』

山本医師は、生活の動作に、歯が大切な役割を果たしていることを説明しました。

山本医師：『食事以外のときには入れ歯を外す施設がありますが、それは入居者の運動機能を低下させて、介護度が重くなる原因にもなるのです』

●口腔ケアの進め方

ある日の訪問歯科診療の際に、山本医師は、田中さんに贈り物を持ってきました。贈り物は、食卓で野菜や総菜などを取り分けるときに使うトングでした。

山本医師：『まだ、箸を使えるようになるには少し時間がかかるでしょうけれど、今日から右手で食べることを心がけてみましょう』

山本医師は、トングを田中さんに手渡しました。実はこの日、訪問介護の介護ヘルパーも同じものを持ってきていました。田中さんを支援する人たちが、皆、田中さんの様子を見て、少しでも回復するにはどのような支援が必要なのかを考えていたからです。口腔ケアを取り入れた佐藤さんのケアマネジメントが有効に機能したといえます。

山本医師は、介護ヘルパーや施設のケアスタッフが口腔ケアを行うときの心構えを次のように話しています。

- 高齢者の心身の状態を理解する。
- 介護が必要な人と健常な人との違いを理解する。
- 口腔ケアの前に、会話などでリラックスした雰囲気をつくる。
- 一度に全部行おうとせず、少しずつ余裕をもって行う。
- 相手に無理をさせない。
- 自分の知識・技量の範囲で行う。
- 自己判断をせずに、歯科医師などの専門職に相談する。

●口腔ケアによる生活の自立

田中さんが訪問歯科診療を利用するようになってから、7か月が過ぎました。最近では、右手で箸を持って食べることもできるようになりました。田中さんの変化には、洋子さんはじめ、佐藤さんや介護ヘルパーも驚いています。そして田中さん自身は、洋子さんとの食事の時間を、にこにこしながら楽しめるようになってきました。

田中さんの変化は、実は食事だけではありませんでした。

最近では、担当の医師もデイサービスのスタッフも、右側の機能回復が見られる部分が増えたことに驚いています。以前の田中さんは、車いすでなければどこにも行けませんでしたが、最近では、杖を使って外出できるようになりました。山本医師の「総入れ歯が安定し、きちんと噛めるようになれば、身体的機能も回復する」というアドバイスに従い、リハビリテーションにも熱心に取り組むようになった成果が出たのです。

家でも、自分でベッドから立ち上がれるようになりました、洋子さんが不在のときに使っていた紙おむつも、夜間以外は使うことをやめました。口腔ケアの結果が、生活の自立に結びついたのです。

まとめと参考

- ケアマネジャーであれば、専門職としていっそう口腔ケアの重要性を認識する必要がある。
- 義歯を使用している人の口腔ケアは、まず義歯の状態を確認する。
- 必要があれば、歯科医師を受診し義歯の調整をする。
- 義歯の取り外しに注意し、金具など鋭利な部分でけがをしないようにする。
- 義歯の清掃は、素手でこすったときにキュッと音がする程度までに行う。
- しっかり噛めるようになると、身体機能も回復する可能性がある。

5 事例で学ぶ口腔ケアの方法②
認知症の人の事例

●事例の背景・症状

井上さん（69歳・女性）は、夫の和男さんと２人暮らしでした。洋裁学校を卒業した井上さんは、洋裁店に就職した後、デパートの洋服売り場で働いていました。結婚して２人の娘を出産し、しばらく仕事をやめていましたが、次女が中学に入学してからは、以前の経験を活かして、スーパーマーケットの婦人服売り場でパートタイマーとして働くようになりました。

このような経歴がある井上さんは、ファッションに関することが大好きで、娘たちに、『私が若い頃は、洋服だけではなく、帽子や靴、それからアクセサリーや化粧品に、お給料をずいぶん使っちゃったのよ』と話していました。明るくて外交的な性格のため、友人もたくさんいました。そして、友人と連れ立って、洋服などの買い物や外食を楽しんでいました。

井上さんが57歳のとき、次女が結婚し、和男さんも定年になったため、パートタイマーの仕事をやめました。しかしその後も、和男さんや友人と外出するなど行動的な生活を送っていました。一方、和男さんは、60歳になるまで商社で働いていましたが、定年後は、月に数回、町内のボランティアで夜間の見回りをしたり、友人とゴルフに出かけたりしていました。

●認知症の発症による生活の変化

変化は、井上さんが66歳になった頃から見られるようになりました。以前は、ファッションに関することが大好きで、外出も好んでいたのに、外に出ることを嫌うようになったのです。また、以前は、家の中をきれいに片付けていたのに、散らかっていても気に留めようとしなくなったのです。和男さんは、だらしがないと腹を立てて、井上さんにどなることもありました。

変化が見られるようになってから約３か月が過ぎた頃、長女の弥生さんが孫を連れて訪ねてきました。そして、家の中の様子が以前とは違うことに驚いて、和男さんに『何があったの』と尋ねました。和男さんの話を聞いた弥生さんは、『お母さん、もしかしたら認知症ではないかしら』と心配しましたが、和男さんは、笑って受け付けようとはしませんでした。

しかし、さらに半年が過ぎ、井上さんは料理がうまく作れなくなりました。仕方がなく、和男さんは、毎日２人分の食事を買いに行くようになりました。その様子を心配した近所の人は、和男さんに地域包括支援センターを紹介し、介護保険申請の手続きを勧めました。

和男さんは、インターネットで「もの忘れ外来」について調べて見つけた病院を訪ね、井上さんを検査させました。検査の結果、井上さんは中等度のアルツハイマー型認知症と診断されました。

そしてある日、井上さんは、段差につまずいて大腿骨（だいたいこつ）を骨折し、入院することになりました。退院後も車いすの生活になり、介護度も要介護４に重症化しました。

和男さんが、井上さんを担当するケアマネジャーの大川さんに相談したところ、自宅での生活は難しいという結論に至り、特別養護老人ホームで生活することになりました。

特別養護老人ホームに入居した井上さんは、自分がいる場所が自宅ではないことに強い不安をもち、『家に帰りたい』と訴え続けました。特別養護老人ホームのケアスタッフの前田さんは、井上さんに繰り返し説明しました。

前田さん：『リハビリテーションをしていくことで、車いすではなく、歩行器や杖などを使って歩けるようになれば、自宅での生活が可能になる場合もありますよ』

前田さんは、井上さんが好きな洋服の話などをするようにしました。また、和男さんに依頼して、自宅から季節に合わせた洋服を持ってきてもらいました。そして、井上さんには、好きな服を選んでもらい、日中はその服で過ごすようにしました。

こうして、井上さんに少しずつ笑顔が見られるようになりました。

●施設での口腔ケアの進め方

井上さんが入所した特別養護老人ホームでは、口腔ケアが行われていました。定期的に訪問歯科診療の日があり、施設を訪問した山本医師と歯科衛生士がホームの入居者を診察します。食事の前には、口腔リハビリテーション（本章４参照）も行うことになりました。

山本医師：『食べる前の口腔リハビリテーションが大事です。口腔体操をしたり頬のマッサージをしたりして、食べるときに使う器官や筋肉をほぐしておくことで、誤嚥（ごえん）が減るということがわかってきています』

山本医師はじめ、歯科の専門家がケアに加わるようになって、施設には次のような変化が起こりました。

・口腔ケアは口腔内の清潔を保持するためだけでなく、全身の健康を保持・改善するためのものであることが、ケアスタッフに認識された。

・ミーティングや事例報告会などで、ケアスタッフから口腔ケアに関する発言が増えた。
・入居者が、義歯を日常的に使用するようになった。
・入居者の義歯の手入れ・管理について、ケアスタッフが支援を行うようになった。
・ブラッシングなど口腔ケアを行おうとすると抵抗を示す入居者が、徐々に減ってきた。
・入居者の食べ残しが少なくなった。
・入居者に風邪をひく人が少なくなった。

井上さんは、もともときれい好きな性格であったことから、ブラッシングは積極的に取り組んでいます。ただし、歯磨き自体はできるのですが、歯磨きの目的はわからなくなっています。また、右利きのため、自分でブラッシングをすると、左側だけを何度も磨いています。そこで、歯磨き時に前田さんが井上さんに付き添うようにしました。

前田さん：『こちら（右）のほうも磨きましょう。あら、ずいぶんきれいになって。笑顔がいいですね』

井上さん：『あなたは口がうまいわね』

会話を交わしながら、井上さんは、右側もブラッシングしていきます。訪問歯科診療の日には、山本医師が井上さんの磨き残しの状態をチェックし、問題があればアドバイスをしました。

●仕上げ磨きとうがいのポイント

井上さんにとって難しいことは、まず、自分で車いすを洗面台との適度な距離まで近づけることでした。また、うがいの際に、ケアスタッフがガーグルベースン（Part 1 第４章３参照）を差し出しても、きちんと水を吐き出さずにそのまま飲み込んだり、いつまでも口の中に水を含んだままにしたりすることがありました。

前田さんは、こうした問題について山本医師に相談しました。山本医師は、実際に井上さんがケアスタッフと一緒に口腔ケアを行っている様子を観察し、次のように説明しました。

山本医師：『歯並びは一人ひとり異なり、ブラッシングには癖があるため、何となく磨いていても、食べかすは取り除けません。歯と歯茎の間には食べかすが残りやすく、歯周病の原因になります。認知症の人や麻痺（まひ）がある人は、磨ききれない場合が多いですから、ケアスタッフの皆さんが仕上げ磨きをするといいいでしょう』

山本医師が説明した仕上げ磨きのポイントは、次のようなものでした。

- 口角が切れている人は、ブラッシングの際に口を大きく開けると痛みが増すため注意する。
- 歯周病にかかっている歯は、ブラッシングすると、出血したり炎症を引き起こしたりするため注意する。
- 舌の手入れをして、舌苔（ぜったい）を取り除く。

山本医師：『舌は、味を感じる味蕾（みらい）などがあり、非常に繊細です。歯ブラシで舌の清掃をするときは、強くこすると痛いですから、軽く小刻みに動かすようにします』

山本医師は、口臭の原因の70%は、舌苔であると言いました。また、舌苔があると味蕾の機能が弱くなり、味がわからず食欲がなくなる原因にもなると説明しました。

うがいについては、水を吐き出せないと、歯磨きで除去した口腔内の汚れを誤嚥する危険があることを伝えました。そして、ケアスタッフも一緒にうがいをして、吐き出すところを見せるとうまくうがいができる人もいるとアドバイスしました。

山本医師：『他人に口の中を見られることは、恥ずかしいことです。それに、他人に自分の口の中を触られるのは、誰でも嫌なことです。認知症の人の感情には、健常な人よりも繊細な面があります。認知症の人とケアスタッフの皆さんとの間に信頼関係がないと、口を開いてもらえません』

●認知症の人の食事時の注意点

井上さんは、食事のときにむせることがよくありました。山本医師に相談すると、『井上さんが、食事の前の口腔リハビリテーションをうまくできているか、もう一度確認をしてください。十分に咀嚼（そしゃく）して、唾液が出ている状態でなければ飲み込みにくくなります』というアドバイスがありました。

山本医師が食事中の井上さんの様子を前田さんに尋ねたところ、ケアスタッフが目を離すと、箸を使わないで手づかみで食べようとすることがあると言います。手づかみでどんどん口の中に食べ物を入れると、うまく飲み込めなくなります。こうしたことから、なぜ、井上さんは手づかみで食べようとするのか、ミーティングで話し合われました。

ケアスタッフA：『箸を使っている日もありますから、箸は使えるのでしょうね』

ケアスタッフB：『日によって違うのね。もしかしたら、箸が認識できなくなっているのかもしれないわね。着席したら、“はい、どうぞ”と箸を手渡したらどうかしら』

ケアスタッフC：『スープやカレーのときはスプーンを手渡すとか。茶碗を持とうとしなかったら、茶碗も手渡すとか。ただ、毎回では井上さんも嫌でしょうし、自立支援にならないので、臨機応変にしましょうか』

このように、話し合いや工夫ができるようになったのは、ケアスタッフが口腔ケアについて知識を深め、一人ひとりの入居者が食事をするときの様子を観察するようになったためです。

●口腔ケアによる症状の改善

数日後、『井上さんはおしゃれだから、そのことをうまくリハビリテーションに結びつけられないだろうか』ということが、スタッフのミーティングで話し合われました。

ケアスタッフA：『施設の美容室で髪をきれいにして、メイクもして、外出に誘ってはどうかしら』

ケアスタッフB：『山本医師も、口紅を引くなど口元のおしゃれも忘れずにと仰ってましたね』

ケアスタッフC：『笑顔が自然に出るように、口腔体操や頬の筋肉のマッサージを増やしましょう』

井上さんは、『あ、い、う、べー』と声を出す口腔体操が気に入ったようで、何度も練習するようになりました。

さまざまなプログラムを通して、井上さんは足のリハビリテーションにも少しずつ取り組むようになり、入居してから１年後には、自宅に外泊できるまでに回復しました。認知症の症状は、入居したときから進行せず、むしろ最近では、笑顔で自分のやりたいことをスタッフに伝えることも増えました。

●噛むことによる脳の活性化

食べ物を咀嚼するときには、顎を動かします。顎を動かすことで唾液腺から唾液が分泌され、同時に、脳に送られる血流量が増加し、脳に刺激が加えられます。また、口腔への刺激と口腔の運動は脳に刺激を加え、認知機能の維持にもつながります。つまり、よく噛んで食べることが、認知症予防や進行防止に関係しているのです。

義歯を使っている人の場合も、認知症の予防や進行防止を考えると、安易に流動食など食形態で調整するのではなく、義歯で食べられるような環境を作っていくように心がけるべきです。また、食事のとき以外も義歯を使用して、日常の動作のなかで、しっかりと奥歯を噛み締めて力を入れられるように支援することも大切です（本章３参照）。

さらに、食べ物や飲み物をおいしいと感じて、食事の時間を楽しむことが生きがいにつながり、活発な行動にもつながります。自分で食事の支度をするには、何を作ろうかとメニューを考える必要があります。そして、肉や魚、野菜など使用する材料をそろえるために、品物とその分量を記憶して買い物に出かける必要があります。買い物の際には、材料を選んで買い物かごに入れ、代金を支払い、整理して持ち帰るといった作業が必要になります。さらに、そろえた材料をレシピに従って調理し、でき上がった料理を皿に盛り付けることになります。これらの作業を行うには、ずいぶんと脳を使うことになります。★

★料理のほかにも、洗濯や部屋の整理・掃除などの家事は、脳を使用し活性化させることになります。

おいしいものを食べたい（作りたい）と思うことが、認知症の予防や進行防止につながるのです。

まとめと参考

- 磨き残しは、ケアスタッフが口腔ケアを介助する。
- 認知症の人への口腔ケアでは、コミュニケーションが大切である。
- 介護施設でも、口腔ケアは重要である。
- 認知症の人の口腔ケアでは、食事の様子の観察が大切である。
- 食事の前の口腔リハビリテーションが重要である。
- 咀嚼は脳に刺激を与え、脳の活性化につながる。
- よく噛むことが、認知症の予防と進行防止に役立つ。

PART 2 第3章 ● 演習問題

問1 **循環器疾患をもつ人の口腔ケアについて、誤っているものはどれか。**

A 起立性低血圧による立ちくらみに注意する。
B 降圧剤の副作用による口腔内の渇きなどの観察を行う。
C 血圧の数値に著しい問題があるときは、「口腔ケアをしない」という選択も必要である。
D 口腔の毛細血管から歯周病菌などが侵入して心臓疾患を引き起こすことがある。
E 低血圧（症）の人の場合、急激な気温の低下による体調の変化に気を配る。

①**A**　②**B**　③**C**　④**D**　⑤**E**

解答欄

問2 **呼吸器疾患をもつ人の口腔ケアについて、誤っているものはどれか。**

A 呼吸器疾患とは誤嚥性肺炎、気管支炎、喘息などの呼吸器の疾患をいう。
B 咳反射の強い人は誤嚥を起こしやすい。
C 咳反射の強い人の口腔ケアには、マスクやゴーグルなどで感染防護をする。
D 咳反射の弱い人は誤嚥に注意する。
E 口を開けたときの呼吸の乱れに注意する。

①**A**　②**B**　③**C**　④**D**　⑤**E**

解答欄

問3 **経管栄養をしている人の口腔ケアについて、正しいものの組み合わせはどれか。**

A 経管栄養法の代表的なものに、経鼻的胃管、胃瘻、腸瘻がある。
B 満腹時に口腔ケアを行う。
C 経管栄養の人に対しては、口腔ケアの必要はない。
D チューブを抜いて口腔ケアを行う。
E 経管栄養の場合、唾液による自浄作用が低下する。

①**A、E**　②**B、D**　③**C、E**　④**A、D**　⑤**D、E**

解答欄

問4 **糖尿病の人の口腔ケアについて、正しいものはどれか。**

A 歯周病は糖尿病の危険因子である。
B 糖尿病による低血糖昏睡時は、顔面が紅潮する。
C 歯周病菌は、血糖値を下降させる。
D 糖尿病と歯周病には関連性がない。
E 歯周病の改善は、糖尿病を悪化させる。

①**A** ②**B** ③**C** ④**D** ⑤**E**

解答欄

問5 **関節リウマチのある人・うつ病の人の口腔ケアについて、誤っているものはどれか。**

A 関節リウマチの人の場合、本人ができることは本人に任せる。
B 関節リウマチの人の場合、歯磨きと義歯の洗浄がリハビリテーションになる。
C うつ病は心の病であり、口腔疾患とは関係がない。
D 認知症の人は孤独感からうつ病になる場合もある。
E うつ病が関係する口腔疾患には、味覚障害や歯茎の痛みがある。

①**A** ②**B** ③**C** ④**D** ⑤**E**

解答欄

問6 **症例別の口腔ケアについて、誤っているものはどれか。**

A 座位のとれない人は仰臥位または側臥位で行う。
B むせやすい人でも水ではむせることはない。
C むせやすい人の口腔ケアでは、舌根や奥歯に刺激を与えないようにする。
D 意識障害のある人は嚥下反射も低下している。
E 意識障害のある人も食事を通じてQOLの向上が得られる。

①**A** ②**B** ③**C** ④**D** ⑤**E**

解答欄

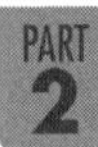
PART 2

第3章●演習問題　解答と解説

問1

解答　→　⑤（E）

解説　A　起立性低血圧による立ちくらみが起こることがあるため、急に立ち上がらせたりしないように注意します。

B　高血圧（症）の人の多くは、降圧剤を服用しています。降圧剤には、口腔内の渇きなどの副作用を伴うものもあります。

C　循環器疾患のある人は、日々の血圧測定が欠かせません。正常時より血圧の数値に著しい問題があるときは「口腔ケアをしない」という選択も必要です。

D　歯周病菌が歯周組織に感染すれば歯周病となり、唾液や血液によって歯周病菌が全身に流れ込むことでさまざまな病気を引き起こします。

E　急激な気温の低下による体調の変化に気を配る必要があるのは、高血圧（症）の人の場合です。

問2

解答　→　②（B）

解説　A　呼吸器疾患とは、呼吸器に起こる疾患の総称であり、誤嚥性肺炎、気管支炎、喘息などの呼吸器に起こる疾患をいいます。

B　咳反射の強い人は、吐き出そうとする力が強いため、誤嚥を起こしにくいといえます。

C　咳反射の強い人の場合、唾液に含まれる細菌の飛沫から感染防護する必要があるため、口腔ケア時には、マスクやゴーグルなどを使用します。

D　咳反射の弱い人は、吐き出そうとする力が弱いため、誤嚥に注意する必要があります。

E　口腔ケア時には、５～10分程度は口を開けることになります。呼吸器疾患をもつ人の場合、この間の呼吸の乱れに注意する必要があります。

問3

解答　→　①（A、E）

解説　A　経管栄養法の代表的なものに、経鼻的胃管、胃瘻、腸瘻があります。経鼻的胃管の場合、鼻からチューブで栄養を送ります。

B　経管栄養の人に対する口腔ケアは、満腹時に行うと歯ブラシやスポンジなどの刺激で嘔吐反応が起こる可能性があるため、空腹時に行います。

C　経管栄養の人に対しても、口腔内の粘膜の剥がれ落ちたものなどが口腔内にたまるため、口腔ケアが必要です。

D　経鼻的胃管の人に対しては、口腔ケア時にチューブが抜けないように注意します。

E　経管栄養の人は食物を咀嚼しないため、唾液があまり分泌されず自浄作用が低下します。

問4

解答 → ① (A)

解説 **A** 歯周病と糖尿病は、相互に密接な関係があります。

B 糖尿病で顔面が紅潮するのは、高血糖昏睡時です。

C 歯周病菌は歯肉から血中に入ると血糖値を上昇させ、糖尿病の改善が困難になります。

D **A・C・E**の解説のとおり、歯周病と糖尿病は相互に密接な関係があります。

E 歯周病の改善により、糖尿病も改善することが期待できます。

問5

解答 → ③ (C)

解説 **A** 関節リウマチの人の場合、ADLやIADLの低下が見られますが、本人ができることは本人に任せることが大事です。

B 関節リウマチの人の場合、体を動かすことが困難なために運動機能の低下が見られます。歯磨き、義歯の洗浄などがリハビリテーションになります。

C うつ病は心の病ですが、症状が体に現れることもあります。歯肉の痛みなどの口腔疾患になることもあります。

D 認知症の人が施設に入所したときに「自分はなぜここにいるのか」が理解できずに孤独感に苦しめられ、うつ病の原因になる可能性があります。

E うつ病が関係する口腔疾患には味覚障害や歯茎の痛みなど、さまざまな症状があります。

問6

解答 → ② (B)

解説 **A** 座位のとれない人の口腔ケアは、特に誤嚥に注意する必要があります。背中に枕を置くなどして上体を起こした仰臥位、または、顔を横に向けて頭部を下に向かせる側臥位で行います。

B むせやすい人は、水でもむせることがあります。

C むせやすい人の口腔ケアでは、舌根や奥歯に刺激を与えるとむせるため、注意が必要です。

D 意識障害のある人は嚥下反射が低下しているため、誤嚥させないように注意が必要です。

E 意識障害のある人も、食事を通じて単に生命を維持するだけでなく幸福感や満足感が得られ、QOLの向上につながります。

COLUMN

口腔機能の評価

利用者の口腔機能向上のためには、常に口腔アセスメントを行いましょう。口腔機能の低下がみられる場合には本人やご家族と相談しながら、口腔機能向上のためのプログラムを適切に実施する必要があります。下記は厚生労働省が発表している口腔機能のチェック表です。

口腔機能自己チェックシート

①から⑪まであてはまる方に○をつけて下さい。

①固いものが食べにくいですか	１．はい	２．いいえ
②お茶や汁物等でむせることがありますか	１．はい	２．いいえ
③口がかわきやすいですか	１．はい	２．いいえ
④薬が飲み込みにくくなりましたか	１．はい	２．いいえ
⑤話すときに舌がひっかかりますか	１．はい	２．いいえ
⑥口臭が気になりますか	１．はい	２．いいえ
⑦食事にかかる時間は長くなりましたか	１．はい	２．いいえ
⑧薄味がわかりにくくなりましたか	１．はい	２．いいえ
⑨食べこぼしがありますか	１．はい	２．いいえ
⑩食後に口の中に食べ物が残りやすいですか	１．はい	２．いいえ

⑪自分の歯または入れ歯で左右の奥歯をしっかりとかみしめられますか

１a．どちらもできない　　１b．片方だけできる　　２．両方できる

（１a、１b）のいずれかがある場合は口腔機能低下の可能性が高く、注意が必要です。

注意する点

A. 汚れ（歯、入れ歯、舌）	1、あり	2、なし
B. 口臭	1、あり	2、なし
C. 口元の表情の豊かさ（笑顔）	1、乏しい	2、豊か
D. 会話の問題（発音がはっきりしない、しゃべりにくい等）	1、あり	2、なし
E. 飲み込んだ後の口の中に食べ物が残っている	1、はい	2、いいえ

厚労省介護予防マニュアル
口腔機能向上マニュアル　（改訂版24年3月）

第4章

看取りと口腔ケア

1 看取り介護の意味

1 看取り介護の拡大

これからの高齢化社会では、地域包括システムの構築により、「住み慣れた地域で自分らしい生活を続ける」ことになります。それに伴って、在宅や介護施設での「看取り介護」が拡大されていきます。今後、終末期支援のニーズはさらに増大し、「自分らしい尊厳ある最期」を支援するために、ご家族の意向の尊重、手厚い看取り体制の構築など、在宅や施設においての「看取り介護」の理解と整備がより必要になってきます。

2 「看取り介護」と「ターミナルケア」の違い

「看取り介護」とは主に介護現場で使われる言葉で、近い将来に老衰・病気・障害などの進行により、死を回避することができない人に対して、身体的苦痛・精神的苦痛を軽減し、最後まで尊厳ある生活を支援することです。

「ターミナルケア」は末期がん患者などに対して、医療的処置を含む身体的・精神的苦痛の緩和や軽減する終末期医療や看護を指すことが多く、主に「医療、看護」主体の医療施設で使われることが多いようです。

3 看取り介護の開始時期

「看取り介護」については、具体的にいつから該当するなどの明確な基準はありません。多くの施設が「医師が一般に認められている医学的知見に基づき、回復の見込みがないと診断した時」としています。

施設に入所している高齢者は認知症に加え、さまざまな疾患を持っているため、日々の変化に注視して、「状態の変化」を見過ごすことなく、支援する必要があります。

「看取り介護」の実施に当たっては開始の時期からお見送りまで、それぞれの施設が運用している「看取り介護指針」で明確にされております。介護者はそれぞれの施設にある「看取り介護指針」を再度読むことをお勧めします。

4 ■ 介護口腔ケアとしての看取り

この期の要介護者は、すでに食べられないか、近いうちに食べられない時期がやってきます。その時を見越して、あらかじめ他の栄養経路を確保することは大事なことです。また、確保しないという選択肢をとることもできるでしょう。

食べられなくなったときには、何が一番適切な方法なのかを考えてあげることが重要です。「看取り介護」は口腔ケアだけでなく、他の身体介護などの「集大成」ですので、本人の生前の意思を尊重することも含め、ご家族とコンセンサスを得ながら判断することが必要となります。

元気なうちに口腔ケアを通して、「自分の口でおいしく食べる」ことで、日々の生活を支援することは、介護者としての重要な役目です。しかし、「看取り期の口腔ケア」は単に歯磨きを支援するということではありません。この期においては「最後まで自分の口でおいしく食べる」ことで少しでも人生の喜びや満足を提供してさしあげよう、という心構えで接することが必要です。

2 看取り介護の流れ

1 看取り介護の体制と指針

多くの施設では、以下のような看取り体制が組まれ、「看取り介護」の環境が整備されています。

また、介護施設ではこうした体制に基づいた「看取りに関する指針」が、要介護者が入所する時点で、利用者とその家族に対して説明されています。

しかし入所期間が長くなれば、その間に利用者やご家族に死生観や、尊厳ある生き方についてなどの考え方が変化するものです。介護者は、常日頃から利用者とその家族に寄り添いながら、施設の体制の変更や考え方、利用者の考え方など、その相違点を確認して判断していく必要があります。

イ.「看取りに関する指針」の策定とご家族への説明
ロ. 常勤の看護職員を１名以上配置と他の看護職員、介護職員との24時間の連絡体制の整備
ハ. 夜間や緊急時の救急搬送のための連絡体制
ニ. 看取りに関する職員研修
ホ. 看取りを行う際の個室又は静養室の整備
ヘ. 医師、看護士、介護職員、介護支援専門員などによる協議の上、適宜看取りに関する指針の見直し

2 看取り介護の実施

看取り介護の実施にあたり、管理者、医師、看護職員、生活相談員、介護支援専門員、栄養士、介護職員等は共同

して看取り介護計画を作成し、入所者やご家族に説明をし、同意を得たうえで適切に実施する必要があります。職種ごとの主な役割は以下の通りです。

〔管理者〕

・看取り介護の総括責任を負います。

〔医師〕

・診断
・健康管理
・死亡確認
・死亡診断書等関係記録の記載

〔看護職員〕

・医師又は協力病院との連携
・健康管理（状況観察と処置、記録）
・疼痛緩和等、医学的対応
・夜間、緊急時の対応
・家族への状況説明と不安への対応
・死後の処置（エンゼルケア）（※）

〔介護職員〕

・食事の介助（最後まで食べられるよう支援する）
・排せつ介助、清潔保持の提供、感染症の予防対策
・身体的、精神的苦痛の緩和、安楽な体位の工夫、介助
・容態確認のための頻繁な訪室
・不安を持つ家族への説明と対応
・死後の処置（エンゼルケア）

〔栄養士〕

・入所者の嗜好に応じた食事の提供
・食事・水分摂取量の把握

〔生活相談員、介護支援専門員〕

・継続的にご家族への支援（連絡、説明、相談、調整）
・死後のご家族へのケア

（※）エンゼルケア
納棺師がやっていることを看護師や介護士がやる死後の処置のことです。
今までと同じように「背中拭きますよ、横向いてくださいね」などと声掛けしながら行うとたび立つ人も安心できるのではないでしょうか。最後の看護であり介護です。家族も参加して行うとよりすばらしい「エンゼルケア」になるでしょう。

3 ■ 看取り介護期の全身状態の特徴と観察

「看取り介護」期における口腔ケアを行う際は、ご本人の意思はもちろん、ご家族の意思を尊重し、ケアチームと綿密な連携をしながら、無理のないケアを行います。常に全身状態を把握してから、口腔ケアを行うかの判断をすることが求められます。以下の点に留意しましょう。

〈身体的変化への留意点〉

・経口摂取できなくなったり減少したりして、体重減少が見られるか
・バイタルサインが不安定になったり、低下がみられるか
・全身状態（発熱・咳・呼吸状態など）の変化はあるか
・低栄養などで皮膚状態(褥瘡など)の急激な悪化はあるか

〈外見的変化への留意点〉

・傾眠状態が続くか
・呼びかけに反応しないなど意識障害はあるか
・栄養摂取の方法（経管、胃瘻、経口）に変化はないか
・どのような麻痺がどちら側に出現したかあるか
・食欲はあるか
・体位変換は可能か・発語の減少はあるか
・呼吸状態（常時口呼吸か）の変化はあるか

4 ■ 看取り介護期の口腔内の特徴

「看取り介護」期においてはそれまで治療に専念していたため、口腔内のケアがおろそかになっていたりします。このような要介護者の特徴として以下のようなものがあげられます。

・薬の副作用などで顕著な口腔内乾燥がみられる

・筋肉の衰えによる開口が困難になっている
・喀痰（かくたん）が多くなる
・口内炎、潰瘍、カンジダ症などの炎症ができやすくなる
・潰瘍などで嚥下困難になる
・清掃状態が著しく不良になる
・強度の口臭が発生する
・自然脱落による歯の誤飲、誤嚥の恐れがある
・嘔吐反射不全によって誤嚥のおそれがある

5 ■ 看取り介護期の口腔ケアの目標

終末期を考慮したケアを行うには、入所者はもちろん、「大好きだったものを一口でもいいから食べさせてあげたい」「おいしかったと満足感を与えたい」や「とにかく苦痛から解放してあげたい」のような、ご家族の要望に安全な方法でこたえてあげられるようにする必要があります。しかし看取り期の進展により、状況は刻々と変化します。介護者は常にその状況を見極めて、無理のない口腔ケアの目標を定め、行っていく必要があります。

〈介護者の口腔ケアの目標〉
・口腔ケアを受け入れてもらう
・口腔内保清および口腔乾燥の緩和を行う
・不快感のある口腔乾燥から解放させてあげる
・口腔内の清潔が保たれ、爽快感が得られるようにする
・口臭の改善をしてさしあげる
・口腔を保清することにより口腔機能の維持を目指す
・二次合併症の防止
・口腔内の問題で食べられないことがないようにする

3 看取り介護の実際

1 ■ 看取り介護期の口腔ケアの実際

終末期においては、体を動かすことも意思疎通を図ることも困難な状況になります。全身状態を観察し、誤嚥に注意しながら、下記の点も意識して口腔ケアを行うと良いでしょう。

・清拭やマッサージを行う際は力加減に注意する
・マッサージは手のぬくもりを伝え、幸せを感じてもらう
・保湿剤で口腔粘膜を湿潤させる
・粘膜や歯肉への刺激を軽減させるためにやわらかい毛質の歯ブラシを用いる
・モアブラシより綿球の方が痛みは少ない
・水や好きな飲料で唇を湿らせる
・口唇乾燥には保湿剤やリップクリームを塗る
・同一体位での長時間のケアはしない
・水を飲ませる際はシリンジなどを使うとよい
・痰のからみには注意し、必要な場合は吸引する

2 ■ 看取りの経過

医師から「医学的見地からみて回復の見込みがない」と告げられてから、状況の変化には個人差があります。身体機能や意識が徐々に低下して、いよいよ「看取りの時期」が近づくときの変化は、全ての方に見られるわけではあり

ません。また必ずしも順序どおりに起こるわけでもありません。以下に１週間前と２日前の代表的な例をあげます。

・１週間前頃からの変化

①目を閉じて眠っている時間が多くなります。

体力が低下し、起きていることができなくなります。目を覚ましているときに話しておきたいことは伝えておくようにしましょう。

②食欲が低下し、飲食の量が減り、時には全く食べられなくなったりします。

本人が食べたいと希望するものはなんでも食べさせてあげましょう。

③意味不明な言動や落ち着かないことがある。

そばに付き添い穏やかに語りかけたり、音楽を流すことも落ち着かせる方法です。

・２日前ごろからの変化

①声をかけても眠っていることが多くなる。

②手足の先が冷たくなり脈が弱くなる。

③唾液や痰がたまり呼吸の際ゴロゴロという音が聞かれる。

④呼びかけに反応しなくなる。

⑤呼吸のリズムが不規則になる。時には15〜30秒止まることもある。

⑥呼吸はお別れのサインです。呼吸がしやすい体位で様子を見ましょう。

3 「認知症」と「看取り」と「胃瘻」

認知症末期の症状として、食べる力、飲み込む力が低下してきます。特に入れ歯をしている人は、その傾向が顕著になります。食べられなくなると低栄養になったり、免疫力の低下を招きます。

またこれまでは「胃瘻」に代表される、人工栄養が積極的に行われてきました。人工栄養により身体機能・知的機能が低下し、寝たきりとなり、家族のことも判別できない状態になることもあります。こうしたことにより、栄養を強制的に注入し続けることは人としての尊厳を失わせるのではないかと疑問を持つ人が増えてきました。認知症の高齢者に人口栄養をどのように進めるか、また「口から食べる」という意味を考える必要があります。

4 ■ 看取りの口腔ケアの評価

高齢者が「食べる営み」を最後まで諦めない姿勢は、元気で若くいられることに大きく貢献します。その姿勢を維持するためには、ご家族や、回りにいる介護者が、食べ物が入るところの状態を知ることとケアすることで、食べる機能を維持することがとても重要になります。

そして「看取った」後は、介護口腔ケアを学んだものとして、自分で自分を評価することが大切です。

・その人らしさを最後まで尊重し敬意をもって見送れたか
・利用者と家族が和やかな時間を共有していたと思うか
・その時には口臭がなくてお孫さんがそばに寄り添っていたか
・ラストワンスプーンを食べさせられたか　　　　など

口腔ケアの役割を考えた上で、以上のようなことからご自身の仕事を評価してみてください。

PART 2 第4章 ● 演習問題

問1 「看取り介護」の開始時期について、（　　）に当てはまる正しい言葉を選びなさい。

「医師が一般に認められている（　　）知見にもとづき、回復の見込みがないと診断した時」としている施設は多いはずです。しかし施設に入所している高齢者は、認知症やさまざまな疾患を持っているため、日々の変化に注視して「状態の変化」を見過ごすことなく、常に医師との連携が必要です。

①身体的　②マクロ的　③医学的　④客観的　⑤財政的

解答欄

問2 看取り介護の体制について、誤っているものの組み合わせはどれか。

A　「看取りに関する指針」は運用する施設の職員以外閲覧禁止である。
B　「看取りに関する指針」は医療職、看護職などで適宜見直す必要がある。
C　看取りに関する職員研修は介護支援専門員だけが行う必要がある。
D　施設で看取りを行う際の個室、静養室の利用可能の整備の配慮が必要である。
E　看護職員との連携は24時間連絡できる体制で臨む必要がある。

①A・D　②B・E　③C・D　④D・E　⑤A・C

解答欄

問3 「看取り介護期」の口腔内の特徴、口腔ケアの目標について、誤っているものはどれか。

A　薬の副作用などで顕著な口腔乾燥状態がある。
B　口内炎、潰瘍、カンジダ症などの炎症の多発。
C　強度の口臭がある。
D　経管栄養することにより口腔機能の維持を目指す。
E　二次合併症の防止。

①A　②B　③C　④D　⑤E

解答欄

PART 2　第4章●演習問題　解答と解説

問1

解答　→　③（医学的）

解説　医師が持つ医学的エビデンスに基づく余命宣言といえます。
介護保険における介護報酬の「看取り介護加算」の算定要件のうち、適合する入所者基準でもこの言葉が使われています。

問2

解答　→　⑤（A・C）

解説
- **A**　「看取りに関する指針」は入所の際に、入所者又はその家族にたいして、当該指針の説明をして、同意を得る必要があります。
- **B**　「看取りに関する指針」は、医師、看護師、介護職員、介護支援専門員その他の職種による協議の上適宜看取りに関する指針の見直しを行う必要があります。
- **C**　看取りに関する職員研修は介護支援専門員だけでなく施設職員が行う必要があります。
- **D**　施設での見取りでは居室では無く専用の部屋の用意が必要です。
- **E**　施設の看護職員、病院又は診療所もしくは訪看ステーションの看護職員の連携が24時間連絡できる体制が必要です。

問3

解答　→　④（D）

解説
- **A**　これまでに全身の治療で使われた薬の副作用で口腔乾燥が悪化する。
- **B**　この期になると口腔内の不衛生や栄養バランス、細菌など様々な原因で炎症が引き起こされる。
- **C**　この期の強度の口臭は口腔内の不衛生や乾燥、食渣、細菌などで発生する。
- **D**　経管栄養にすると口腔周囲筋の機能低下などで口腔機能の維持が難しくなる。
- **E**　口腔ケアすることで口腔内の保清が保て、細菌の繁殖などが引き起こす２次合併症を抑制できる。

第5章

専門家・専門機関との連携

1 口腔ケアの専門領域

1 ■ 専門的口腔ケアとは

歯に疾患がある場合、または、疾患予防が必要な場合には、専門的な口腔ケアが必要です。専門的な口腔ケアは、歯科医師や歯科衛生士が行います。

歯科医師は、疾患の予防、疾患の診査・診断、歯周病・ウ蝕（しょく）（虫歯）・欠損・嚥下（えんげ）障害の治療、全身機能の維持・回復を行います。そして、歯科衛生士などの歯科医療従事者は、歯科医師の指示のもと、医療器械・器具・薬品を用い、病態の改善や回復のための指導（訓練）などを行います。

専門的口腔ケアが日常に行われる口腔ケアと異なるのは、専門的な器具を用いた歯石除去などの口腔清掃を行ったり、保健指導・機能訓練などを行ったりするという点です。具体的には、次のようなものがあります。

- ・専門的（機械的）口腔清掃
- ・摂食・嚥下機能訓練
- ・機能改善訓練
- ・舌の筋力を鍛える舌訓練
- ・頬の動きを改善する頬訓練
- ・嚥下動作を改善するアイスマッサージ

2 ■ 専門的口腔ケアを行う職種

（1）歯科医師とは

歯科医師法（※）は、「歯科医師になろうとする者は、歯科

（※）歯科医師法（抜粋）
第17条　歯科医師でなければ、歯科医業をなしてはならない。

（※）歯科衛生士法（抜粋）
第２条　この法律において「歯科衛生士」とは、厚生労働大臣の免許を受けて、歯科医師（中略）の直接の指導の下に、歯牙及び口腔の疾患の予防処置として次に掲げる行為を行うことを業とする女子（改正予定）をいう。
一　歯牙露出面及び正常な歯茎の遊離縁下の付着物及び沈着物を機械的操作によって除去すること。
二　歯牙及び口腔に対して薬物を塗布すること。
2　歯科衛生士は、保健師助産師看護師法
（中略）
第31条第１項及び第32条の規定にかかわらず、歯科診療の補助をなすことを業とすることができる。
3　歯科衛生士は、前２項に規定する業務のほか、歯科衛生士の名称を用いて、歯科保健指導をなすことを業とすることができる。

医師国家試験に合格し、厚生労働大臣の免許を受けなければならない」と定めています。また、「歯科医師でなければ、歯科医業をなしてはならない」と定めています。

歯科医師免許を持たない人は、たとえ知識があっても歯科医業の行為を行ってはなりません。

（2）歯科衛生士とは

歯科衛生士法(※)は、「歯科衛生士になろうとする者は、歯科衛生士国家試験に合格し、厚生労働大臣の歯科衛生士免許を受けなければならない」と定めています。

歯科衛生士は、歯科の予防処置、歯科診療補助、歯科保健指導を行う歯科医療職です。歯科医師の指示のもと歯科診療補助を行うことはできますが、診断、治療、レントゲン撮影などは行うことができません。

（3）歯科技工士とは

歯科技工士法は、「歯科技工士の免許は、歯科技工士国家試験に合格した者に対して与える」と定めています。

歯科医師が作成した指示書をもとに、義歯や補綴（ほてつ）物などの制作・加工を行う医療系技術専門職です。

★医師法第17条、歯科医師法第17条及び保健師助産師看護師法第31条の解釈について（抜粋）

以下に掲げる行為も、原則として、医師法第17条、歯科医師法第17条及び保健師助産師看護師法第31条の規制の対象とする必要がないものであると考えられる。（中略）

② 重度の歯周病等がない場合の日常的な口腔内の刷掃・清拭において、歯ブラシや綿棒又は巻き綿子などを用いて、歯、口腔粘膜、舌に付着している汚れを取り除き、清潔にすること。

COLUMN

専門職との連携の大切さ

介護口腔ケア推進士は、歯科医師法（第17条）、歯科衛生士法（第２条）に規定される歯科医業、歯科診療の補助などは行えません。★「日常的な口腔内の刷掃・清拭において、歯ブラシや綿棒又は巻き綿子などを用いて、歯、口腔粘膜、舌に付着している汚れを取り除き、清潔にすること」は歯科医師法の規制の対象とする必要がないものですが、「重度の歯周病等がある場合」には歯科医師法の対象となります。このため、たとえば、口腔ケアの際に出血が認められるなど口腔内に疾患や異常が認められる場合は、主治の歯科医師等にすぐに相談し、専門職へ「橋渡し」をする必要があります。

2 福祉・介護の制度と口腔ケア

1 超高齢社会の社会保障

日本の高齢者の人数は、2015年には3,392万人を超え、高齢化率[※]は26.7％になりました。さらに2035年には33.4％になるといわれています。これは、日本人の３人に１人が高齢者になることを示しています。また、団塊（だんかい）の世代といわれる1947年生まれから1949年生まれの人々が2012年から高齢者世代に入り、後期高齢者[※]の数も年々増加しています。

（※）高齢化率
総人口に占める高齢者の割合をいいます。なお、高齢者の割合が21％以上の社会を「超高齢社会」と呼びます。

（※）後期高齢者
75歳以上の高齢者を指します。

また、日本では、高齢化率が高まると同時に出生率の低下が進み、少子高齢社会が進行しています。それに従い、現役世代[※]が減少しています。このことは、１人の高齢者に対して年金や医療保険・介護保険等の費用を支える現役世代が減少することを示しています。

（※）現役世代
15～64歳の生産労働人口の通称です。

たとえば、1950年の日本では、１人の高齢者に対し12.1人の現役世代がいましたが、2015年には2.3人に減少しています。2060年には１人の高齢者に対して1.3人の現役世代になるという予測も出ています。

現在の社会保障制度は、現役世代が高齢者を支える設計になっていますが、このような比率では、制度を支えることが不可能になるおそれがあるといえます。

図表4-1　日本の人口推移と今後の推計

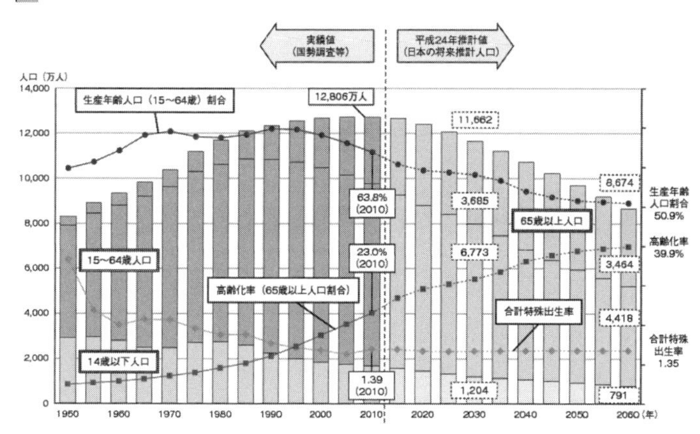

（出典）総務省ホームページ「少子高齢化・人口減少社会」
(http://www.soumu.go.jp/johotsusintokei/whitepaper/ja/h24/image/n1201060.png)

2 ■ 高齢者の増加と医療との関係

高齢になると体力や免疫力などが衰え、さまざまな病気にかかる人が増えます。たとえば、高血圧症や動脈硬化などの脳血管障害、心臓病などがあります。また、糖尿病やがん、認知症になる人の割合も、加齢とともに高くなります。高齢化率の上昇は、医療を必要とする人の増加と比例関係にあります。そして、後期高齢者の世代になると、さらに比例関係の傾向が強くなります。

歯科医療についても同様といえます。加齢とともに歯周病やその他の原因で自分の歯を失い、義歯を使う人が増えていきます。日本では、口腔ケアに対する認識がまだ高いとはいえず、口腔内の環境が悪化してから医療機関を受診する人も多いのです。その結果、治療に要する時間がかかり、治療費もかさんでいるといえます。

また、「噛めない」「飲み込めない」といった症状のみに着目して、食形態を変更することや、場合によっては、胃(い)

瘻（第３章１参照）を造設することさえあります。こうした対応も、医療費の増大に影響を及ぼしているといえます。

日常の適切な口腔ケアの必要性に対する理解が深まることが、医療費の問題解決にもつながると考えられます。

3 ■ 訪問歯科診療と訪問口腔衛生指導

「歯が痛い」「入れ歯が合わない」などの症状があっても、病気やけが、身体状況などの事情で歯科への通院が困難な人もいます。その場合、訪問歯科診療★や訪問口腔衛生指導が利用できます。

★診療の内容は、第３章３を参考にしてください。

訪問歯科診療・訪問口腔衛生指導を行う歯科医師や歯科衛生士が、ケアマネジャーをはじめ多職種と連携・協働（第３章３参照）していくことが大切になります。

（1）訪問歯科診療

訪問歯科診療は、歯科医師が自宅や施設などを訪問して歯科診療を行います。治療範囲は、通常、歯科医院から16km以内になっています。ウ蝕（虫歯）・歯周病の治療、義歯の調整のほか、口腔ケアや嚥下訓練も行います。歯科医師のほかに、歯科衛生士や診療をサポートするスタッフが同行する場合もあります。

訪問した歯科医師は、本人から歯の痛みや義歯関連の問題を聴き、専門家の立場として口腔内に問題がないか診察をします。そのうえで、継続して診療する必要があるかなどを話し合い、必要があれば治療と問題解決のために定期的な訪問歯科診療が行われます。

（2）訪問口腔衛生指導

訪問口腔衛生指導は、治療ではなく、継続的に口腔内の清掃などを行うことをいいます。歯科医師の指示で歯科衛生士が訪問します。口腔内の清潔を保ち、誤嚥(ごえん)性肺炎などの疾患の予防を行います。また、嚥下がスムーズになるように、口腔リハビリテーションや唾液分泌の促進を行ったり、発語や発声の維持を行ったりします。

訪問口腔衛生指導は、制度上1月に4回までという制限があります。訪問口腔衛生指導がない日のために、本人・家族と多職種との協働が欠かせません。

4 ■ 介護保険と医療保険

(1) 訪問歯科診療

歯科に外来で通院する場合は、医療保険が適用されます。訪問歯科診療を施設(※)などで利用した場合も、医療保険が適用されます。

一方、自宅または居宅系施設(※)などで生活する人には介護保険（居宅療養管理指導）が適用されますが、要介護認定により「要介護」「要支援」の判定を受け、ケアプランで訪問歯科診療が必要であることが明記されなければ、利用することができません。介護保険を受給していない人が訪問歯科診療を利用した場合には、医療保険が適用されます。

(※) 施設
特別養護老人ホーム、老人保健施設、介護療養病床の介護保険施設、病院（歯科のない病院）などがあります。

(※) 居宅系施設
グループホーム、老人ホーム、高齢者専用賃貸住宅などがあります。

(2) 訪問口腔衛生指導

訪問口腔衛生指導は、在宅の場合、介護保険を受給している人には介護保険が適用されます。介護保険を受給していない人には医療保険が適用されます。

なお、どちらが適用されても、請求は、1月に4回までと制限されています。

5 ■介護保険制度の目的と内容

日本には、医療ニーズの増加とともに、長期療養の入院患者数の増加の問題がありました。

長期療養の入院患者のなかには、退院して自宅で暮らすことが可能であるが、自宅に介護をする家族がいない、あるいは、療養するために必要な社会資源が不足しているといった理由で入院を続けている人もいました（社会的入院と呼ばれます）。社会的入院をする患者には、高齢者が多く含まれていました。

高齢化の進展に伴い、要介護高齢者の増加、介護期間の長期化など、介護ニーズはますます増大する一方、核家族化の進行、介護する家族の高齢化などの課題があるため、従来の制度では、医療的にも福祉的にも限界があります。

そこで、高齢者が在宅で暮らすことが可能なしくみづくりが急がれ、新しい形の介護サービス提供体制について議論されました。

そして、1997年、公的介護保険制度が創設され、2000年から施行されました。介護保険制度のおもなポイントは、次のとおりです。

①自立支援………単に介護を必要とする高齢者の身の回りの世話をするということだけでなく、高齢者の自立を支援することを理念としています。

②利用者本位……利用者自身が事業者を選択して、さまざまな保健医療サービス、福祉サービスを総合的に受けられます。

③社会保険方式…給付と負担の関係を明確にし、サービスを提供した介護サービス事業者には介護給付として国が定めた給付が支払われま

す。40歳以上の人から介護保険料を徴収しています。

6 介護保険制度のしくみ

介護保険の被保険者は、65歳以上の第1号被保険者と、医療保険に加入する40〜65歳未満の第2号被保険者です。

介護保険施行前は、多くの場合は市町村や公的な団体（社会福祉協議会など）がサービスを提供していました。しかし施行後は、民間企業をはじめ、組合・NPO法人など多様な事業者がサービスを提供できるようになりました。利用者は、自らサービスの種類や事業者を選んで利用します。

介護サービスの利用計画（ケアプラン）を作って、医療・福祉のサービスを総合的に利用する（ケアマネジメント）ことが決められています。ケアプランは、本人が作成することもできますが、介護支援専門員（ケアマネジャー）が作成する場合が多いです。

介護保険法は3年ごとに改訂が行われます。それまで、要介護認定を受けた人の自己負担割合は一律1割負担でしたが、平成27年8月の改訂で、一定以上の所得がある利用者については2割に引き上げられました。それ以上サービスを利用する場合は、全額自己負担になります。残りの9割は、被保険者が納める介護保険料40%、国25%、都道府県12.5%、市町村12.5%（施設利用の場合は、介護保険料40%、国20%、都道府県17.5%、市町村12.5%）で構成されています。

利用者の制限がなくなった一方、介護の必要度によって受けられるサービス量に上限が設けられました。要介護度で重症度を段階的に分けることによって、毎月使えるサービス量の上限を決めていく方法となっています。

図表４-２　要介護認定の流れ

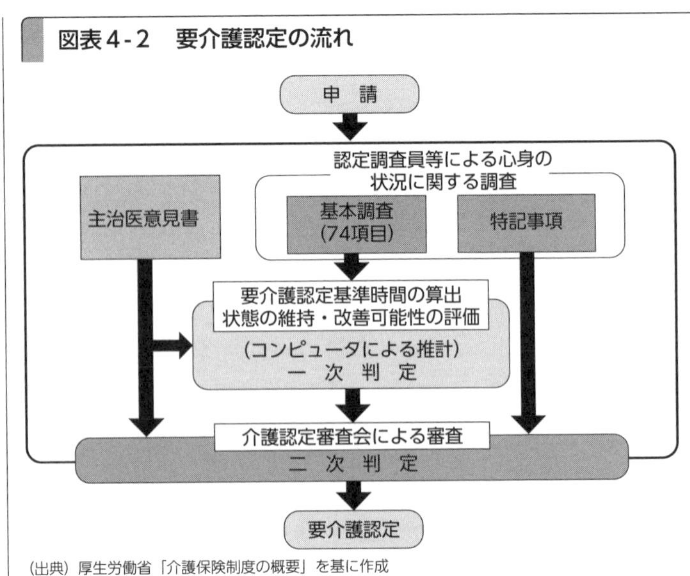

(出典) 厚生労働省「介護保険制度の概要」を基に作成
(http://www.mhlw.go.jp/seisakunitsuite/bunya/hukushi_kaigo/kaigo_koureisha/gaiyo/)

図表４-３　介護保険サービスの種類

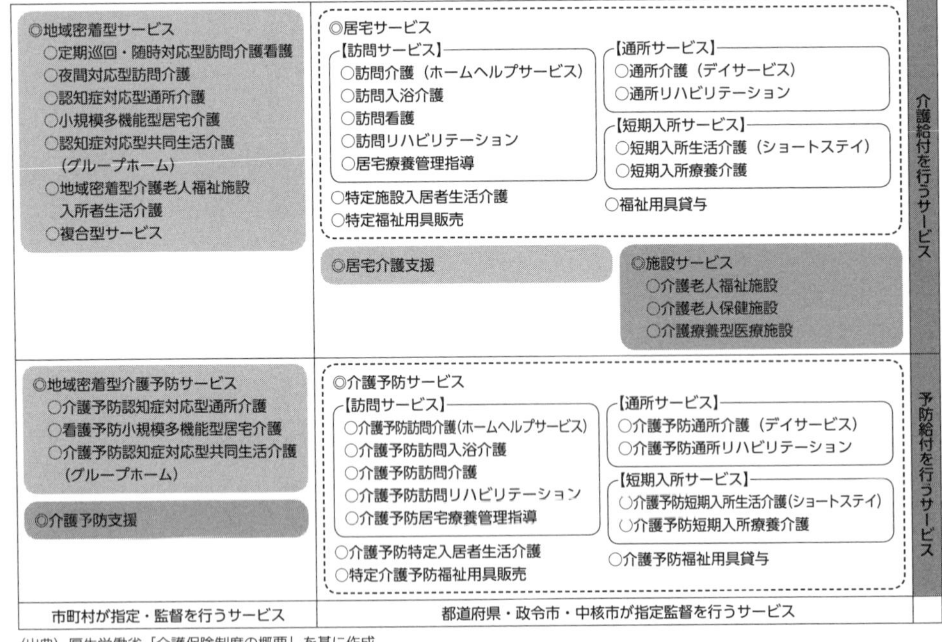

(出典) 厚生労働省「介護保険制度の概要」を基に作成
(http://www.mhlw.go.jp/seisakunitsuite/bunya/hukushi_kaigo/kaigo_koureisha/gaiyo/)

7 ■ 地域包括ケアシステムの推進

平成23年に介護保険法が改正され、地域包括ケアシステムの構築に向けた取り組みが進められました。地域包括ケアシステムとは、高齢者が施設や病院で生活をするのではなく、可能なかぎり住み慣れた地域で生活を継続できる地域づくりを目指すものです。そして、高齢者の尊厳の保持と自立生活の支援のために、医療・介護の両面から支える包括的な支援・サービス提供体制の構築を目指しています。

「介護・リハビリテーション」「医療・看護」「保健・予防」という専門的なサービス（生活支援・福祉サービス）が、基盤となる「住まいと住まい方」と連携して在宅の生活を支えます。地域包括ケアシステムを構築するためには、まず、高齢者のプライバシーと尊厳が十分に守られた住環境が必要です。そして、介護・医療・予防などの専門サービスが、個々人の抱える課題にあわせて、ケアマネジメントに基づいて提供されます。

また、地域包括ケアシステムの前提には、「本人・家族の選択と心構え」があります。これは、単身・高齢者の世帯が主流になるなかで、在宅生活を選択することの意味を、本人・家族が理解し、将来に備えておくことが重要であるためです。

8 ■ 平成27年度介護保険法改正

平成27年度介護報酬改定では「高齢者が住み慣れた地域で尊厳をもって自分らしい生活を送ることができるよう、「地域包括ケアシステム」の構築に向けた取り組みを進める」という前提で、３つの大きな柱が作られました。

１．中等度の要介護者や認知症高齢者への対応のさらなる強化

（１）中等度の要介護者等を支援するための重点強化

（２）活動と参加に焦点を当てたリハビリテーションの推進

（３）看取り期における対応の充実

（４）口腔・栄養管理に係る取組の充実

２．介護人材確保対策の推進

３．サービス評価の適正化と効率的なサービス提供体制の構築

以下では「（４）の口腔・栄養管理に係る取組の充実」について説明します。

(1) 施設での口腔ケアなどの介護報酬の見直し

平成30年度の介護報酬の見直しでは、認知機能の低下による食事の困難、摂食・嚥下機能の低下等による食事の経口摂取の困難に際しても、自分の口から食べる楽しみを得られるように多職種協働によって支援していこうというものです。これまでは、「自分の口で、噛んで、味わって、飲み込むこと」が目標とされてきましたが、それをさらに一歩進めて「口から食べる楽しみ」を充実させるというものです。

●改訂のポイント

・「嚥下機能評価」重視型から「食事観察評価」重視型へ

機能評価より観察評価を重視して、経口維持の支援を充実しました。

(2) 経口維持加算（Ⅰ）（Ⅱ）

摂食・嚥下障害を有する方や、食事摂取に関する認知機能の低下が著しい方への、多職種による食事の観察（ミールラウンド）や、会議等の取り組みのプロセス及び咀嚼能力等の口腔機能を含む摂食・嚥下機能を踏まえた、経口維持支援を充実させています。

●経口維持加算の算定基準

①経口維持加算（Ⅰ）　400単位/月

- 現に経口により食事を摂取している者。
- 摂食機能障害や誤嚥を有する入所者であること。
- 食事の観察及び会議等を行うこと（医師または歯科医師の指示に基づき、医師、歯科医師、管理栄養士、看護師、介護支援専門員その他の職種の者が共同して行う）
- 入所者ごとに経口維持計画を作成する。
- 医師または歯科医師の指示（※）に基づき管理栄養士等が栄養管理を行った場合。
- 栄養マネジメント加算を算定していること。

②経口維持加算（Ⅱ）　100単位/月

- 協力歯科医療機関を定めていること。
- 食事の観察及び会議等に、医師（人員基準に規定する医師を除く）、歯科医師、歯科衛生士または言語聴覚士が加わる必要がある。
- 経口維持加算（Ⅰ）を算定していること。

（※）歯科医師が指示を行う場合にあっては、当該指示を受ける管理栄養士等が医師の指導を受けている場合に限る。

図表4-4　算定の手順

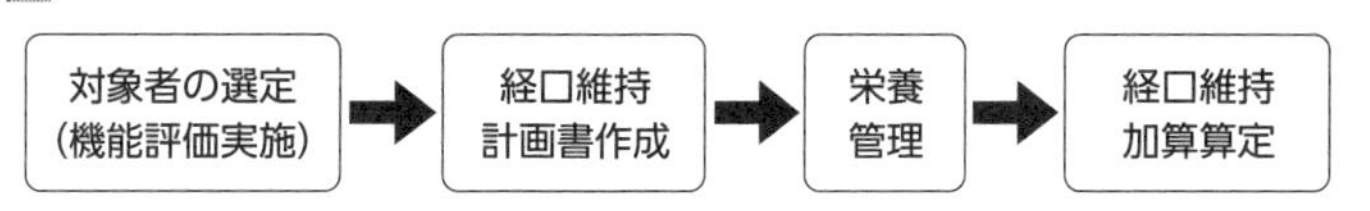

(3) 経口維持加算を算定するのに必要な機能評価について

〔嚥下造影検査（VF）〕

レントゲンを当てながら造影剤入った食物を摂取しても

らい、誤嚥の有無などを確認します。

〔嚥下内視鏡検査（VE）〕

内視鏡で喉を観察しながら食物を摂取してもらい誤嚥の有無などを確認します。

〔改訂水飲みテスト（MWST）〕

冷水３㎖を飲んでもらい、その状態を評価する方法です。４点以上の点数が取れた場合は最大で３回まで繰り返し、一番点数の低かったところを得点とします。

〔反復唾液嚥下テスト（RSST）〕

のど仏を触りながら30秒間に何回嚥下できるかを数えます。のど仏が指を「コリッ」と乗り越えたら１回とカウントします。30秒間で嚥下の回数が３回未満であれば異常と判断します。

〔頸部聴診法〕

頸部に聴診器を当て、嚥下音や嚥下前後の呼吸音を聴診することで、咽頭期を評価する方法。

〔咀嚼能力・機能検査〕

食感の良い煎餅を摂取させ、口腔機能（咀嚼・食塊形成能）を評価する検査です。検査食品に硬さがあるためリスクの高い方には用いない方がよいです。

(4) 口腔衛生管理体制加算・口腔衛生管理加算

介護保険施設で口腔ケアに一層取り組みやすくするために介護保険で評価されることになりました。改定前は「口腔機能維持管理体制加算」という名称でしたが、口腔内の衛生全般にわたる支援をしていくことから今回の改定でこの名称に変更されました。

「安全で効果的な口腔ケア」に不安を抱えている施設は意外と多いのではないでしょうか。歯科医師や歯科衛生士による適切な口腔衛生管理の体制を整えることが重要です。

●口腔衛生管理体制加算・口腔衛生管理加算の算定基準

①口腔衛生管理体制加算　30単位/月

・介護施設に於いて、歯科医師又は歯科医師の指示を受けた歯科衛生士が、介護職員に対する口腔ケアに係る技術的助言及び指導を月１回以上行っている場合

・歯科医師又は歯科医師の指示を受けた歯科衛生士の技術的助言及び指導に基づき、入所者又は入院患者の口腔ケア・マネジメントに係る計画が作成されていること

②口腔衛生管理加算　90単位/月

・歯科医師の指示を受けた歯科衛生士が、入所者に対して、口腔ケアを月２回以上行った場合

・口腔衛生管理体制加算を算定している場合

なお入居者には衛生士によるプロフェッショナル・ケアを行い、ケアスタッフは歯科衛士の指導・助言をもらいながら、歯科衛生士の訪問のたびに「口腔衛生管理に関する実施記録」に記録し保管します。

9 ■ 認知症施策とオレンジプラン

高齢化が進むなかで、認知症は、特に重点的に取り組むべき課題となっています。厚生労働省は、平成24年、「今後の認知症施策の方向性について」を発表しました。

この施策では、認知症になっても本人の意思が尊重され、できるかぎり住み慣れた地域で暮らし続けることができる社会の実現を目指すとしています。

また、「認知症施策推進５か年計画（オレンジプラン）」（平成25年度～29年度）として、「今後の認知症施策の方向性について」で述べられた７つの柱を、年次ごとに具体化

する計画が発表されました。７つの柱の内容は、次のとおりです。

①標準的な認知症ケアパスの作成と普及 ②早期診断・早期対応 ③地域での生活を支える医療サービスの構築 ④地域での生活を支える介護サービスの構築 ⑤地域での日常生活・家族支援の強化 ⑥若年性認知症施策の強化 ⑦医療・介護サービスを担う人材の育成

平成24年の厚生労働科学研究の推計によると、日本では約462万人が認知症を発症しており、約400万人が認知症の予備軍とされています。★

★認知症の原因疾患のうち、アルツハイマー型認知症が最も多く、約50％といわれています。

ほとんどの認知症について、まだ根本的な治療法が見つかっていません。このため、オレンジプランなどにより認知症の人への支援を厚くしていくことが、本人・家族にとって非常に重要となります。

今後は、介護を行うなかで、認知症の人と接する機会が増えることが予想されます。認知症について、これまで以上に身近な問題として考えていかなくてはなりません。

10■介護口腔ケア推進士の役割

介護口腔ケア推進士は、まず、介護をする相手に関わる人と連携することが大切です。

担当のケアマネジャーとの人間関係をつくり、ケアプランのなかで、口腔ケアがしっかりと考慮されているかを確認しましょう。

介護保険のなかで具体的な歯科領域が関わるサービスとしては、歯科医師や歯科衛生士が自宅を訪問するサービスがあります。こうした歯科の専門家の人たちとも連携し、自宅や介護施設・福祉施設などで、適切な口腔ケアが広がっていくよう働きかけることが大切です。

介護口腔ケア推進士の役割については、Part 1 第 1 章 3 も参照してください。

COLUMN

認知症高齢者の介護サービス利用について

平成29年度に認知症高齢者がどこで生活しているかを推計した数字が発表されています。これによると平成29年度には在宅で介護する認知症高齢者が急激に増加することがはっきりします。その反面医療機関で治療している認知症高齢者は平成24年度と同じ人数です。

認知症高齢者の居場所別内訳　単位：万人

		平成24年度	平成29年度
認知症高齢者数		305	373
内訳	在宅介護	149	186
	居宅系サービス	28	44
	介護施設	89	105
	医療機関	38	38

厚労省平成24年発表

PART 2 第5章 ● 演習問題

問1 口腔ケアの専門領域について、正しいものの組み合わせはどれか。

A 専門的口腔ケアは歯科医師や歯科衛生士が行う。
B 専門的口腔ケアは専門的な器具を用いて行うことがある。
C 介護者に知識があればウ蝕（虫歯）を治療することができる。
D 歯科衛生士はレントゲン撮影を行うことができる。
E 歯科技工士は歯科医の指示により歯科医療器械などの修理を行う。

①A、B　②B、C　③C、D　④D、E　⑤A、E

解答欄

問2 福祉・介護制度と口腔ケアについて、誤っているものはどれか。

A 現役世代とは、18～60歳までをいう。
B 「団塊の世代」とは、1947～1949年生まれの世代をいう。
C 高齢化率の上昇は、医療を必要とする人の増加と比例する。
D 通院が困難な人には、訪問歯科診療や訪問口腔ケアが利用できる。
E 訪問口腔ケアは治療ではなく、継続的に口腔ケアを行うことをいう。

①A　②B　③C　④D　⑤E

解答欄

問3 **介護保険制度と医療保険について、正しいものはどれか。**

A 介護保険制度の目的は、高齢者が施設で暮らすことが可能なしくみをつくることである。

B 介護保険では、医療保険に加入する40～65歳未満が第１号被保険者、65歳以上が第２号被保険者となる。

C 介護報酬の改定は、原則２年ごとに行われる。

D 介護保険では、介護の必要度によって受けられるサービス量に上限がある。

E 特別養護老人ホームに入居している人の訪問歯科診療は介護保険が適用される。

①**A**　②**B**　③**C**　④**D**　⑤**E**

解答欄

PART 2

第5章●演習問題　解答と解説

問1

解答　→　①（A、B）

解説　A　歯科医師は、疾病の予防、疾患の診査・診断、ウ蝕（虫歯）・欠損・嚥下障害の治療、機能の維持・回復などを行います。歯科衛生士は、歯科医師の指示のもと医療器械、器具などを用いて病態の改善や回復のための指導などを行います。

B　専門的口腔ケアは、日常的口腔ケアとは異なります。歯石除去や口腔清掃は専門的な器具を用いて歯科医療従事者が行います。

C　たとえ介護者に知識があっても、歯科医業の行為を行ってはなりません。

D　レントゲン撮影は、歯科医、医師、レントゲン技師（医師の指示が必要）にのみ認められているため、歯科衛生士は行ってはなりません。

E　歯科技工士は、歯科医の指示による義歯の制作や加工を行う技術者です。

問2

解答　→　①（A）

解説　A　現役世代とは、15～64歳までをいいます。

B　「団塊の世代」とは1947～1949年生まれの世代をいいます。人口が最も多い世代であり、2012年から介護保険の第１号被保険者となった世代です。

C　高齢化とともに体力や自己免疫力の低下などでさまざまな病気が発生し、医療ニーズが高まります。高齢化率と医療を必要とする人の増加数は比例していきます。

D　通院するのが困難な人のために、訪問歯科診療や訪問口腔ケアが行われます。

E　訪問口腔ケアは訪問歯科診療ではないため治療は行いません。継続的に口腔ケアをすることで機能の維持・回復を目指します。

問3

解答　→　④（D）

解説　A　介護保険制度は、高齢者が自宅で暮らすことが可能なしくみをつくることを目的に創設されました。背景として、高齢化の進展に伴い、介護ニーズが増大する一方、さまざまな課題から従来の制度では限界があったことがあります。

B　介護保険では、医療保険に加入する40～65歳未満は第２号被保険者、65歳以上は第１号被保険者となります。

C　介護報酬の改定は、原則、３年ごとに行われ、社会の変化に応じて臨時改定も行われます。

D　介護保険では介護サービスの利用制限はありませんが、介護の必要度によって受けられるサービス量に上限があります。

E　特別養護老人ホーム入っている人の訪問歯科診療は、医療保険が適用されます。

●監修者

厚生労働省認可法人
財団法人職業技能振興会

1948年6月、個人の自立・自活による国内経済の回復を図るため、当時の労働省(現厚生労働省)の認可団体として設立された。現在、社会・経済・労働など多様化する環境の変化に機敏に対応し、社会的ニーズの大きい健康・福祉・介護・教育分野をはじめ、時代に即応した技術者および資格者の養成に事業活動の分野を展開している。

●協力者

森元主税

改訂2版 介護口腔ケア推進士試験公式テキスト

2016年6月30日　　初版第1刷発行
2024年8月30日　　　　第8刷発行

監 修 者――財団法人職業技能振興会

発 行 者――張 士洛
発 行 所――日本能率協会マネジメントセンター
〒103-6009　東京都中央区日本橋2-7-1　東京日本橋タワー
TEL　03(6362)4339(編集)／03(6362)4558(販売)
FAX　03(3272)8127(編集・販売)
https://www.jmam.co.jp/

装　　丁――吉村朋子
本文DTP――株式会社明昌堂・株式会社森の印刷屋
印 刷 所――シナノ書籍印刷株式会社
製 本 所――ナショナル製本協同組合

ISBN 978-4-8207-4994-3 C0047
落丁・乱丁はおとりかえします。
PRINTED IN JAPAN